妊娠の
新しい教科書

堤 治

文春新書

1358

はじめに

不妊治療大国ニッポン

妊娠をとりまく状況は、この四〇年の間で大きく変わっています。

国内における体外受精の治療件数は年々増加し、最新のデータでは年間六万人以上の子どもが生まれています。一九八三年に日本初の体外受精児が誕生してから、累計で七一万人を超える命が体外受精によってこの世に生を受けました。

日本は体外受精の治療件数で、二位のアメリカを大きく引き離し、ながらく世界一に〝君臨〟していました。近年、データを公開した中国に一位の座を明け渡しましたが、日本は今なお世界有数の「不妊治療大国」と言えます。

少子化が進む中、体外受精で生まれる子の割合は増加し、現在では一四人に一人になりました。この数字は日本全体のものであり、都市部ではより高い傾向があります。都内では一〇人に一人以上、私の勤務する山王病院では四人から五人に一人を占めます。

私は不妊治療を専門とするバイアスもあり、担当するお産の二人から三人に一人が体外受精によって誕生しています。

今後、さらにその数が増えることが予想されます。なぜなら、二〇二二年四月から体外受精を含めた不妊治療への保険適用が始まるからです。体外受精は従来自由診療で、全額患者さんの自己負担でしたが、保険適用によって、一定の条件を満たせば誰でも、原則三割負担で体外受精が受けられるようになるのです。

一九七八年にイギリスで世界最初の体外受精児ルイーズちゃんが誕生して以来、体外受精は世界に広まり、既に一〇〇〇万人ほどの子どもが生まれています。この技術がなかったらこの世に生まれなかった生命を思うと素晴らしい技術で、開発者であるロバート・エドワーズがノーベル賞に輝いたのも頷《うなず》けます。ルイーズちゃんの誕生が公表された当時はあまりに革新的だったため、最初は驚きとともに受け止められた夢のような技術でしたが、これからは誰もが手の届く保険で治療できるようになるのですから、隔世の感があります。

本書では、体外受精がどのような治療か基本から解説します。しかし体外受精治療にも様々な問題点があり、手放しでそれを推し進めていこうというわけではありません。体外受精でなければ子どもが生まれなくなるようでは、人類も絶滅危惧種になってしまいます。体外受精による妊娠は「伝家の宝刀」として磨きつつ、出産を望む多くの方が安心して自然妊娠できる社会づくりを考えなければなりません。

リプロダクティブヘルス

リプロダクティブヘルスあるいはリプロダクティブライツという言葉を聞いたことがあるでしょうか。「女性は自分の産みたい時に産み、産みたくない時には産まないことが当然の権利である」(一九九四年カイロ宣言)ということです。男女共同参画社会は女性の活躍の場を広げ、女性が輝く社会が日本の未来を明るくします。しかしながら、二〇代、三〇代に思う存分仕事で活躍していると、結婚、妊娠、出産が遅くなる傾向は女性の有職率を含めた統計からも明らかです。諸外国の中には女性の有職率が出生率に影響を与えていない国もありますが、日本の現在の社会環境の中では、有職率の上昇は、出生率の低下に関係していると言わざるを得ません。働きながら妊娠、出産、育児が安心してできる環境が整っていないのは社会の問題と言えるでしょう。

妊娠率は世界最低レベル

「そんな大事なこと、もっと早く教えてもらわないと困ります。どうしましょう」

不妊外来で、四〇代の初診患者さんに「卵子は胎児のときに作られていて、年齢とともに数がだんだん減っていきます。あなたが四〇歳のとき、卵子も四〇歳で、妊娠率、流産率、染色体異常の割合にも年齢に応じた変化が生じます」と説明すると、多くの方が困惑します。

日本は先に述べたように世界有数の体外受精大国ですが、一回の治療で妊娠する割合、妊娠率は統計を明らかにしている国々の中で最低レベルです。

医療技術の高い日本なのに何故かとお思いでしょう。答えは先ほどの不妊外来の会話から浮かびあがってきます。日本では性や生殖の仕組みを教育することはタブー視されるところがあり、先進国の中では性や生殖に関する知識は最低の水準です。卵子のエイジング（老化）や妊娠の仕組みに関する知識が乏しいのは、教育の問題なのです。それゆえに、産みたいという希望を持っていても妊娠の時期を遅らせてしまったり、「いつでも産みたいときに産める」社会的な環境が整わないために、治療を開始する年齢が高くなり、妊娠率を下げてしまっているというわけです。

「いつでも産みたいときに産める」リプロダクティブヘルス／ライツを守るには、日本の社会と教育の二つの課題を両輪で改善することから始める必要があるのではないでしょうか。

保険適用でできること・できないこと

不妊治療に保険が適用され、患者さんの経済的な負担が減ることは喜ばしいことです。具体的には、人工授精・体外受精・顕微授精（第四章で詳しく解説します）に保険が適用されるようになります。

さらに、高額医療費の補助制度（高額療養費制度）を使用すればもともと一回の体外受精で五〇万円ほどかかった治療が、一〇万円ほどの負担ですむことになります。保険が適用される治療には消費税がかかりませんから、今まで必要だった消費税の支払いもいらなくなるのです。

ただし、手放しで喜んでばかりもいられません。保険診療と自由診療を組み合わせた「混合診療」は日本では認められていないからです。保険で承認されていない新しい治療を受ける場合には、保険でカバーされる治療も自費診療になってしまいます。

不妊治療の最前線で行われている先進的な治療については、第五章で詳しく述べますが、例えばＰＲＰ療法（Platelet Rich Plasma＝多血小板血漿《たけつしょうばんけつしょう》療法）といって、血小板の力を借りて受精卵が子宮内膜に着床しやすいようにする方法があります。最近開発された治療法のため保険がきかず、ＰＲＰを使用する患者さんには従来保険が適用される治療についても保険が使えないことになります。そうなると、保険の適用範囲でまず治療して結果が出ないことを確かめてから、自費でＰＲＰ療法を受けるという事態が生じかねず、治療が遅れて妊娠の機会を逃してしまう可能性があります。これでは本末転倒です。

このギャップを埋めるために、先進医療という制度があり、有望な治療法は、審査の上、先進医療として認められれば、保険適用になるまで保険診療と一緒に受けることができます。この場合、保険診療分とは別に先進医療の費用は自己負担になります。

四三歳から始める不妊治療

今回の保険適用には、回数制限があることも重大なポイントです。四〇歳未満の女性は子ども一人につき六回まで、四〇歳以上四三歳未満の女性は子ども一人につき三回まで保険が適用されます。男性に対する治療には年齢・回数の制限はありません。

また、「子ども一人につき」なので、たとえば三〇代の方が一人目を産むまでに体外受精を六回しても、四〇歳になる前ならば二人目を望んだときに再び六回まで体外受精をすることができます。これらの保険は、結婚している男女だけでなく事実婚のカップルにも適用されます。

ただし、四三歳以上の女性は対象になりません。

これを聞くと四三歳以上の女性は、不妊治療を諦めなければいけないと誤解する方がおられるのではないかと危惧しています。

年齢があがると不妊治療の成績が低下するのは事実です。治療の質を上げ、治療回数も余分にかかる場合が増えます。不妊治療の現場の感覚では、より費用がかかる年齢の高い人にこそ援助が必要なのですが、限られた財源の中で税金を投入するにあたっては、いわゆる費用対効果を考え保険適用が難しいと政府が考えるのもやむを得ないでしょう。だからと言って子どもを諦める必要はありません。

実際、私は不妊治療で妊娠された方の分娩を担当しておりますが、四〇歳～四二歳の方が約三〇％、四三歳以上の方が約二〇％にのぼり多数を占めています。

知れば怖くない

誰しも好きで病院に行くわけではありません。どこかが痛かったり、重い症状があれば必要に迫られますが、不妊の場合、患者さんは基本的に健康な方で、ほかには病院にかかる必要がない方です。産婦人科なんて行ったことがないという人も多いでしょう。病院に行ったら何をされるのだろうと、不安にもなります。

たとえが良くないかもしれませんが、お化け屋敷を思い浮かべてみてください。お化け屋敷は怖いと思いますが、どこでどんなお化けが出てくるか知っていれば怖さが減り、楽しみが増えませんか。妊娠が成り立つ仕組み、不妊の原因、治療法などをあらかじめ知っていれば、前向きに取り組めます。本書は子どもを持ちたいという人の背中を押すことも一つの目標としております。

「医者を選ぶのも寿命のうち」ということばがあります。不妊治療は専門性が高く、産婦人科ならどこでも大丈夫というわけではありません。最初に相談に行くのはご自宅や職場の近くなど、便利なところでも結構ですが、体外受精など高度な治療が必要な場合、よく考えなければなりません。専門のクリニック、専門医がどこにいるのか調べるには、日本産科婦人科学会のホームページも役に立ちます。詳しく知りたい方は本書の八二ページを参照ください。

どこまで拡げる体外受精

体外受精の技術が一九七八年にイギリスで成功すると、またたくまに世界中に拡がり、八〇年代には様々な応用が始まりました。卵子提供・精子提供や代理懐胎と呼ばれるものです。それまで、生まれつき卵子がないこと、子宮がないことなどは、絶対的不妊因子とされ、そうした因子を持つ人が子どもをもつことは望めませんでした。その割合は何百人か一〇〇〇人に一人とされ、日本全体では数万から数十万という方が当事者として悩んでいます。しかし、技術の発展によって、絶対的不妊の因子を持つ人々も子どもを授かることが可能になりました。

　こうした卵子提供や代理懐胎は世界では当たり前の技術になりつつありますが、日本は依然として慎重に取り組んでおり、「鎖国」的な状態が続いています。

　二〇一七年には読売新聞で、「台湾で不妊治療　卵子提供受け一一〇〇人誕生」（五月七日付）と報じられましたが、一一〇〇人という数字は二〇一四年～二〇一六年の三年間に、日本人が台湾に渡航して卵子提供を受けて出産したことが判明した子どもの数で、氷山の一角にすぎません。実際には数百、数千にのぼる人々が卵子提供や代理懐胎で子どもを授かっているでしょう。

　第三者からの卵子・精子提供については、国内でも二〇二〇年一二月に生殖補助医療法が成立し、第一歩が踏み出されました。

そして精子の提供については二〇二一年に国内初となる民間の「精子バンク」の運営が始まり、道筋が見えてきましたが、精子の売買やそれに関係する事件などが起きている現在、国民の理解に基づいたルール作りも社会で考えていかなければなりません。

当事者だけでなく社会で議論を

いまや、生殖医療を取り巻く状況は加速度的に変化しています。これまで受精卵が着床する子宮内膜は「ブラックボックス」と言われ、未知の領域でした。しかし、この二〇年ほどで子宮内膜の研究も盛んになり、卵子ほどではありませんが、加齢によってエイジングすることも分かっています。前述のＰＲＰ療法も子宮内膜研究が進められたことによる技術発達の賜物《たまもの》であり、現在も様々な研究がなされています。これについては第五章で解説します。

今後、さらなる議論の的となるのは着床前診断でしょう。この技術は世界では遺伝病に対して一九九〇年頃から、日本では二〇〇四年から使われ始めました。現在の体外受精では、見た目や発育状況から子宮に戻す胚（受精卵が成長し複数の細胞に分裂したもの）を選んでいますが、胚の段階では染色体異常を持つものも多く、それらを子宮に戻したとしても着床しないか、しても流産してしまいます。ただし二一番の染色体が三本の場合は、流産せず生まれることもありますが、ダウン症（21トリソミー）になります。

そこで、諸外国では流産の予防を目的として、体外受精で得られた胚を子宮に戻す前に、胚から一部の細胞を採取し、染色体数を調べ、本数に異常がみられるものは子宮に戻さないようにする、染色体の数的異常に対する着床前診断が取り入れられるようになりました。着床前診断については第五章で詳しく解説しますが、アメリカでは多くの州において着床前診断が認められており、アジアでは台湾やマレーシアでも検査は普及しています。男女の産み分けにもだいぶ前から利用されているのも事実です。「遺伝する重篤な病気」は別として、日本では命の選別に繋《つな》がるとの考えから、「繰り返す流産」と「二回以上連続して良好胚移植で妊娠しない場合」などに臨床研究として認められています。良好胚移植とは、体外受精の過程で良好な発育状況の受精卵を子宮に戻すことを指します。

この着床前診断をめぐる日本の議論も、やはり日本の「鎖国」的な状況を表しています。なぜなら、こうした妊娠を取り巻く環境の革命的な変化に対し、日本の法整備や倫理をめぐる議論は、諸外国と比べて一向に進んでいないからです。

本書では、こうした問題意識を不妊治療の当事者のみならず、広く一般に伝えたいと思っています。初めて知る言葉が出てきたり、難しく感じたりするところがあるかもしれません。なるべく平易な言葉を使いながらご説明しますが、より詳しく知りたい方向けには、別枠にコラムを設けました。

生殖医療の現場で起きている「革命」は、生命の始まりとは何か、新しい親子・家族の在り方とは何かなどを、次々に私たちに問うてくるでしょう。この本が、その問いを考える一助になれば幸いです。

妊娠の新しい教科書　目次

第二章　妊娠成立の仕組み

第三章　不妊治療を受ける前に

第四章　不妊治療の現在地

第五章　生殖医療の最前線

第六章　拡張する生殖医療

第七章　保険適用で変わる不妊治療

構成・勝木美穂

第一章　妊娠の常識が変わる

私は長年、産婦人科医として勤めてきましたが、もし患者さんが思春期など比較的早いうちに適切な性教育を受ける機会があったなら……と歯がゆい思いをすることが幾度もあります。

ぜひ知っておいていただきたいことの代表的な例は、卵子のエイジング（老化）です。「卵子の老化」については、近年メディアで繰り返し報じられ、広く知られるようになりました。「三五歳の壁」という言葉で知った方もいるかもしれません。個人差はありますが、女性は三五歳を過ぎると、妊娠する確率がグッと下がることから卵子のエイジングに注目が集まるようになりました。

「はじめに」でご紹介した四〇代の女性は、こうした自分の体に関する重要な事実を知ることなく、仕事などとの兼ね合いからやむなく妊娠が後回しになり、妊娠を希望したときに初めてその事実に直面したのです。

不妊治療を希望して私が所属する山王病院を訪れる方は、平均して三九歳〜四〇歳。不妊治療が上手くいき、子どもを授かる方が少なくありませんが、もっと早く、少しでも自分の体について知る機会があり、妊娠を考えたり、計画したりする機会があれば、子どもを授かるまでの経過は変わっていただろう、と思わずにはいられないことがあります。

女性だけでなく、男性にとっても、子どもが欲しい時に子どもを授かる権利――リプロダクティブヘルスあるいはリプロダクティブライツを守るには、あらゆる選択肢を知り、理解することが肝要です。

妊娠の仕組みについては次章で詳しく説明することにして、ここでは、二〇二二年春から始まる不妊治療の保険適用をきっかけに、改めて知っていただきたい五つの「常識」を簡単に整理してご紹介しましょう。

【妊娠の新常識①】プレコンセプションケアを取り入れる

「プレコンセプションケア」という概念をご存じでしょうか。

コンセプション（Conception）とは、お腹の中に新しい命を授かることを言います。

つまり、プレコンセプションケアとは、新しい命を授かる前（pre-）に、男女ともに若いうちから将来の家族計画を意識して、自分たちの心身の健康管理を行うことを意味し、近年注目を集めています。

ＷＨＯ（世界保健機関）では、「妊娠前の女性とカップルに医学的・行動学的・社会的な保健介入を行うこと」と定義しています。

妊娠・出産には適切な時期があり、また、健康でなければなりません。若いうちから正しい知識を持ち、自分のライフプランに適した健康管理をすることで、自分自身の健康を守るだけでなく、望んだときに妊娠・出産するための適切な備えをすることができます。


では、なぜプレコンセプションケアが必要なのでしょうか。

それは、妊娠前からの男女の健康が、妊娠・出産・赤ちゃんの健康に影響していると考えられているからです。

一例を挙げると、日本では赤ちゃんの出生体重が一九七〇年代後半から低下しはじめ、二〇〇五年以降、二五〇〇グラム未満で生まれる低出生体重児が全出産の約九％で推移しています。この背景には、女性が「やせ型」になっていることが原因としてあると考えられています。

出生体重の減少だけではありません。二〇二一年版の「母子保健の主なる統計」によれば、日本では赤ちゃんの五・六％が早産で生まれています。また、二〜三％は脳や心臓などの臓器に先天異常（構造の異常）をもっています。また、赤ちゃんの周産期死亡（妊娠の満二二週〜生後一週未満の赤ちゃんの死亡）の三五・三％が母体の病態による影響、あるいは母体の妊娠合併症による影響が原因であるとされています。

健やかな赤ちゃんを産み育てるには、自身も健康でなければなりませんし、妊娠前から様々な生活習慣を見直しておくとよいでしょう。これは、男性も例外ではありません。日本では、国立成育医療研究センターが二〇一五年、国内で初めてプレコンセプションケアセンターを開設し、男女別の「プレコンセプションケア・チェックシート」をウェブ上で公開しています（図1）。

適正体重をキープすること、禁煙すること、アルコールを控えることをはじめ、ストレスをためこまないことや、感染症から自分を守ることも大切です。日頃から、生活習慣病やがんなどがないか、健康診断などでチェックしておくことも必要でしょう。

女性の場合、不足しがちな葉酸・鉄などの栄養素を積極的に摂ることも重要です。特に葉酸は、胎児の先天異常である神経管閉鎖障害（脳や脊髄などのもととなる神経管が上手く作られない病気）などの予防のため、妊娠前から食事やサプリメントで摂取するといいでしょう。ただし摂りすぎては逆効果になることもあるので、サプリメントに記載されている一日の摂取目安は守りましょう。

また、女性は妊娠中にホルモンバランスや食べ物の好み、唾液の量などに変化がみられるようになり、虫歯や歯周病などの口内トラブルが増えやすくなります。妊娠中には特に歯のケアに気を付けてください。

パートナーとともに健康管理をし、将来の家族計画について日頃から話し合うのが望ましいと思います。

【妊娠の新常識②】子宮は加齢によりトラブルが増える

将来、いつ子どもを持ちたいか。

それを考える上で知っておいてほしいことは、加齢によって男女ともにどのような変

図 1. プレコンセプションケア・チェックシート

【女性用】

□適正体重をキープしよう。　□禁煙する。受動喫煙を避ける。
□アルコールを控える。　□バランスの良い食事をこころがける。
□危険ドラッグを使用しない。　□有害な薬品を避ける。
□家族の病気を知っておこう。　□歯のケアをしよう。
□食事とサプリメントから葉酸を積極的に摂取しよう。
□150 分/週運動しよう。こころもからだも活発に。
□ストレスをためこまない。
□感染症から自分を守る。（風疹・B 型/C 型肝炎・性感染症など）
□ワクチン接種をしよう。（風疹・インフルエンザなど）
□パートナーも一緒に健康管理をしよう。
□生活習慣病をチェックしよう。（血圧・糖尿病・検尿など）
□がんのチェックをしよう。（乳がん・子宮頸がんなど）
□子宮頸がんワクチンを若いうちにうとう。
□かかりつけの婦人科医をつくろう。
□持病と妊娠について知ろう。（薬の内服についてなど）
□計画：将来の妊娠・出産をライフプランとして考えてみよう。

【男性用】

□バランスの良い食事をこころがけ、適正体重をキープしよう。
□たばこや危険ドラッグ、過度の飲酒はやめよう。
□ストレスをためこまない。
□生活習慣病やがんのチェックをしよう。
□パートナーも一緒に健康管理をしよう。
□感染症から自分とパートナーを守る。（風疹・B 型/C 型肝炎・性感染症など）
□ワクチン接種をしよう。（風疹・おたふくかぜ・インフルエンザなど）
□自分と家族の病気を知っておこう。
□計画：将来の妊娠・出産やライフプランについてパートナーと一緒に考えてみよう。

出典：国立成育医療研究センター監修「プレコン・チェックシート」

化が起こるのかということです。卵子のエイジングについてはすでに述べましたが、年を重ねることで、子宮はさまざまなトラブルを抱える可能性が高くなることが分かっています。

現代においては女性たちのライフスタイルが変わり、月経が始まる初経の低年齢化、初産年齢の上昇、妊娠・出産回数の減少という三つの大きな変化が起こりました。それによって女性が生涯に経験する月経の数は増えており、かつては珍しかった病気が急増したり、若年齢化したりしています。

それが、「子宮内膜症」と「子宮筋腫」です。

特に子宮内膜症は急増しています。これは子宮にあるべき内膜が子宮外にできる病気です。多くは骨盤内の腹膜や卵巣にでき、局所で出血や痛みをともないます。出産年齢にあたる女性の五〜一〇%が抱え、推定患者数は国内だけで二六〇万人とも、それ以上とも言われますが、実際に治療を受けている人はごく一部。強い月経痛が病気のサインで、多くは月経困難症で生理が辛《つら》い方、あるいは不妊症の方が婦人科を受診して見つかり、治療しています。

もう一方の「子宮筋腫」は若年齢化している病気です。

子宮は、胎児が出産されるまでいる場所で、伸び縮みできる筋肉から出来ています。子宮筋腫は、子宮にできる筋肉のこぶのようなもので、三〇歳以上の女性のおよそ三人に一人が持っていると言われるほど多い疾患です。

子宮筋腫は、かつては四〇代のお産を終えた女性の病気と考えられていましたが、いまでは二〇代～三〇代でいざ妊娠しようという時に発見されることが増えてきました。

子宮内膜症や子宮筋腫は、妊娠・出産をしていないことでかかりやすくなる病気です。別の言い方をすれば、妊娠・出産をすることで、その発症リスクは下がると考えられています。妊娠・出産をしていないと妊娠しにくくなるトラブルが増えると言うこともできます。

子宮内膜のエイジングとは

妊娠は、卵子と精子が出会い、受精すれば終わりではありません。子宮内膜に着床し、胎児として育っていかなければなりません。着床の「舞台」である子宮内膜は、受精卵が着床しなければ剝《は》がれおちて月経となることから、長らく加齢との関係性は明らかにされていませんでした。ところが、「はじめに」で述べたように、この二〇年間に長年の謎だった子宮内膜の研究が次々と発表され、年齢とともに子宮内膜が薄くなることが分かってきました。

子宮内膜のエイジングと外的要因による機能低下が起こるためです。

特に、子宮内膜が薄くなっている方を調べたところ、子宮筋腫やポリープ（腫瘍）除去などの際に行う子宮鏡下手術、中絶や流産の手術の際に行う搔爬《そうは》法《ほう》による子宮内容除去手術を経験している患者さんが多いことが分かりました。子宮鏡下手術では電気メスを使用する際に、搔爬法による子宮内容除去手術ではスプーン状の器具や鉗子《かんし》で胎児や胎盤を取り出す際に、子宮内膜を傷つけてしまうのです。その結果、術後に妊娠を希望しても、子宮内膜が十分な厚さにならず、受精卵が着床できなくなっていたことが明らかになりました。

子宮内膜が薄くなってしまったらどのような治療法があるのか。

子宮内膜を傷つけない手術にはどのような方法があるか。

これらについては、第五章で最新の治療法と子宮にやさしい手術法をご説明します。

卵子凍結は万能ではない

近年では、二〇代〜三〇代のうちに自由診療で卵子を凍結する方も増えてきました。〝卵子時計〟の針を逆戻しすることはできませんが、時間を止めておくことは可能なのです。卵子を凍結すれば、凍結した時点の卵子の年齢のまま、保存しておくことができるからです。「いつでも産みたいときに産める」社会環境が整っていない日本で、卵子を凍結するという選択肢は、応急処置的には認められるべきものだと思います。しかし、卵子を凍結して出産を遅らせる選択をした場合でも、加齢にともなって増える子宮のトラブル等のリスクがあり、「希望すればいつでも産める」のではないということは留意しておくべきでしょう。

ただし、相対的に子宮内膜は卵子よりはエイジングの影響を受けにくいということは言えます。ホルモン等を調整する治療を行うことによって、閉経後であっても、インドで七四歳の方が妊娠したとか、ロシアで六五歳の方の子宮に三つの胚を戻したところ三つ子を妊娠したという報告があります。

【妊娠の新常識③】 精子も加齢により衰える

女性だけではありません。現代社会では男性側にも不妊要因が増えています。

ＷＨＯは、男性にのみ不妊原因がある場合が二四％、男女ともに原因がある場合が二四％、女性にのみ不妊原因がある場合が四一％、原因不明が一一％と報告しています。すなわち、不妊の原因の約半数において、男性側に原因があるのです。

精子の数が五〇年で半減!?

「精液中の精子は一九四〇年から九〇年までの五〇年で約四二％減少しており、このまま減少し続ければ二〇五〇年には精子数がゼロに近づくかもしれない――」

一九九二年に発表されたデンマークの小児内分泌学の権威であるニールス・Ｅ・スカケベック氏の報告は衝撃的でした。専門家の間では、その前から精子の数の減少や、精巣腫瘍（がん）の増加など、男性機能の変化が指摘されていました。しかし、スカケベック氏たちは、世界各地の過去に発表された六一の論文から一万四九四七名の男性の精子・精液について調べ、精子濃度、精液量ともに明らかな減少を示していると報告したのです。さらに、このままいくと、人類が地球上で生物として存続できるかどうかの重大な岐路に立たされると警告していました。

　この論文では、精子濃度、精液量の減少を招いた主原因として、プラスチックなどに含まれる環境ホルモンを挙げていますが、因果関係は定かではありませんし、この論文についても賛否両論が巻き起こりました。

　ところが、二〇一七年には、ヘブライ大学（イスラエル）とマウント・サイナイ医科大学（アメリカ）の研究者らが「欧米の男性の精子は四〇年で半減している」と発表しました。この論文は、既存の論文一八五本をもとに、約四万三〇〇〇人の男性の精液を調べています。

　その結果、精子数が一九七三年時点で精液一ミリリットルあたり九九〇〇万個だったのが、二〇一一年には四七〇〇万個に減っていたほか、精液の総量も六〇%近く減っていることが分かりました。しかも、減少ペースは上がっていて、最悪の場合、あと四〇年でゼロになる。人類は絶滅に向かっているというのです。

真偽のほどはまだ分かりません。科学には検証がつきものですから、今後様々な角度からこの論文の内容が精査されていくでしょう。

日本でも、成人男性の精子数に減少傾向が見られ、運動率が悪くなっているという報告があります。また、ストレスで射精障害、つまり自然な性交で射精できないという症状を訴える人が増えているとも言われています。

さらに、従来は卵子と違って精子は毎日作られるためエイジングは関係ないとされてきましたが、三五歳を一つの目安に、特に四〇代以降になると精子にもエイジングの影響が出てくることが分かってきました。

男性にとっても年齢という障壁は存在すると言わざるを得ません。

【妊娠の新常識④】四三歳からでも不妊治療は始められる

不妊治療の保険適用がニュースで取りざたされるようになってから、山王病院を受診されている方々にも様々な思いがよぎったようです。

特に、公的な保険において四三歳未満という年齢制限を設けたことは、一般の方にもかなりのインパクトがあったのではないかと思います。

まだ二〇代～三〇代といった若い世代の方が「四三歳までに妊娠・出産をしよう」といったポジティブなメッセージを受け取ったとすれば、それ自体はとてもいいことですが、現場にいる医師としては、四三歳以上の女性たちに、

「保険の対象外だから出産は諦めたほうがいいかもしれない」

といったネガティブなメッセージを送ってはいないだろうかと非常に懸念しています。

さまざまな理由で妊娠が難しいカップルの「子どもが欲しい」という思いを叶えるために進化してきた医療技術が、「生殖補助医療（ＡＲＴ）」です。ＡＲＴとはAssisted Reproductive Technologyの頭文字で、単に不妊治療と呼ぶこともありますが、一般の不妊治療にはタイミング法や人工授精なども含まれるのに対して、ＡＲＴは体外受精や顕微授精など、卵子または受精卵（胚）の操作を必要とする生殖技術のことを言います。

確かに、図2のように生殖補助医療を受けても年齢が上がるにつれて妊娠率や生産率

図2. 不妊治療による妊娠率・生産率・流産率

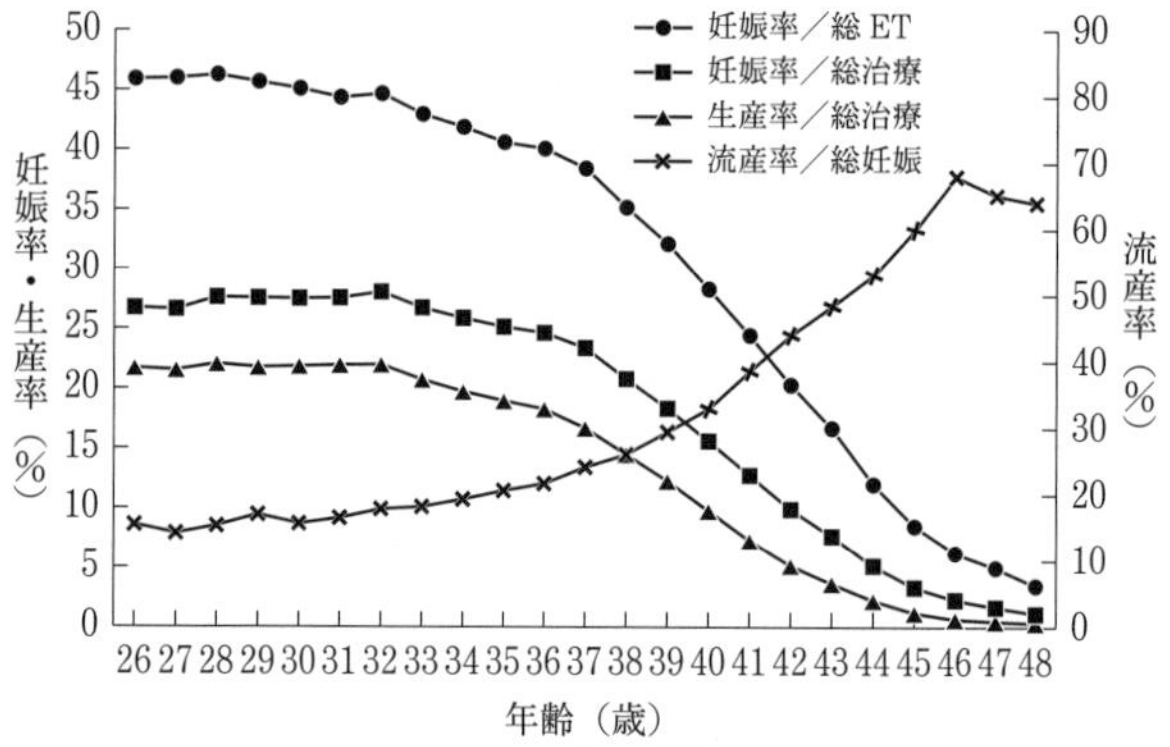

女性の年齢が上がるにつれ妊娠率・生産率は低下し、流産率が上がる。「妊娠率／総 ET」＝「ET（胚移植）周期数のうち妊娠した割合」、「妊娠率／総治療」＝「総治療周期数のうち妊娠した割合」、「生産率／総治療」＝「総治療周期数のうち出産した割合」、「流産率／総妊娠」＝「妊娠した人のうち流産した割合」。
（日本産科婦人科学会 2019 年 ART データブックをもとに作成）

が低下し、流産率が上がるのは事実です。例えば四〇歳の場合、生産率は一〇％ですが、四二歳になると半分の五％に低下します。一方流産率はと言えば、三〇％から四五％と一・五倍に増加します。だからこそ四三歳以上の方は、二〇代〜三〇代よりも不妊治療の費用がかさむとも言えます。

　また、四〇歳を超えて妊娠を希望される方の中には、本人は望んでいたのに、仕事などで後回しにせざるを得なかったり、先に述べたような知識がなかったために遅らせたりしてしまった方もいるでしょう。とすれば、彼女た

図3. 40歳以上の移植周期あたりの年齢別妊娠率

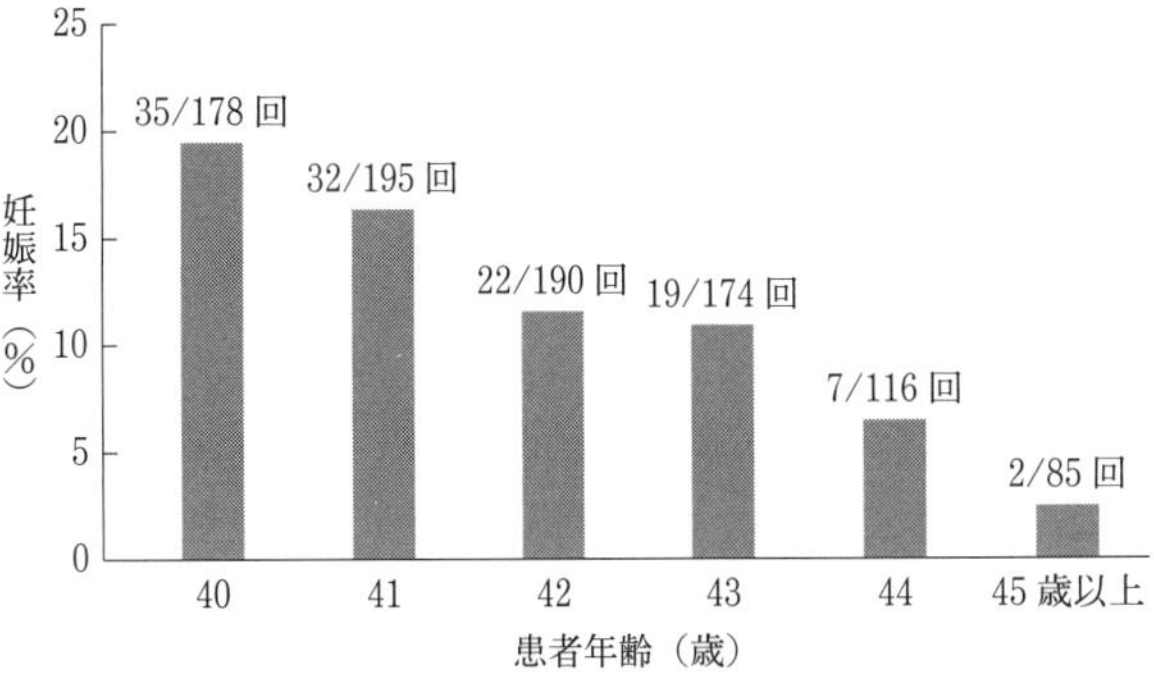

現在はPGT－A、PRP療法の導入でさらに妊娠率は向上しつつある。（山王病院リプロダクション・婦人科内視鏡治療部門の2018-2019年の治療実績より）

ちが体外受精を希望する結果になったのは、社会の問題だとも言えます。そのため、四三歳以上の方にもせめて体外受精の一回分だけでも保険が適用できるようにならないものかと、様々なところで私見を申し上げてきましたが、残念ながら叶いませんでした。

産婦人科医の私自身の感覚としても、不妊治療は年齢、時間との戦いだと思います。

二〇代〜三〇代の方で子宮がないなどの決定的な不妊因子がないカップルには「まずは自然妊娠を目指しますが、ダメでも不妊治療をステップアップしていくうちに一〇〇%とまではいかなくても九分九厘は妊娠するでしょう」とご説明しています。中には四五歳で不妊治療をスタートする方もいるので、その方には「年齢的にはかなり難しい」ということをお話しした上で、それでも頑張りたいとおっしゃる方には治療を行います。残念ながら、四五歳以上からの不妊治療では一〇人に一人か二人くらいしか妊娠しません。ですが、それは言い換えれば四五歳以上でも頑張れば五人に一人は妊娠することができるということにもなります。

保険適用に年齢制限が設けられたからといって、当事者も、周りも「四三歳を超えたから、妊娠は諦めたほうが良いかもしれない」などと考える必要はないのです。

私が担当している、不妊治療を経て分娩される方のうち約二〇%は四三歳以上の方です。また、四三歳以上で第一子を産んでいる人も相当数います。四五歳を過ぎると少なくはなりますが、年に一人か二人は四八歳、四九歳で出産されています。

年齢が上がると妊娠率が下がるのは確かですから（図3）、治療はスピーディーに進めていかなければなりません。どんな年代の人でも妊娠に必要な能力や体力が十分かどうかはまちまちなもの。不妊治療を始めたらすぐに妊娠できる四三歳もいます。もちろん、自然妊娠する人もいます。四三歳からの不妊治療のポイントは、希望があれば急ピッチでステップアップを進めることに尽きると思います。

私も四〇歳から三年間不妊治療を頑張ってきてもなかなか結果が得られないままだという方には「もう潮時かもしれませんね」と、治療の中断ないしステップダウン（高度な治療から負担の少ない治療への変更）を促すこともあります。でも、四三歳で不妊治療を始めようかと悩んでいる人には、逆に「今でしょ！」と申し上げたいのです。

「四三歳から始める不妊治療がある」。本書を手に取ってくださった方に、ぜひ「妊娠の常識」として覚えておいていただきたいと思います。

【妊娠の新常識⑤】不妊治療は夫婦同じタイミングで

不妊治療、特に体外受精は、女性の身体に大きな負担を強いるものです。

それゆえに、女性に任せるという判断をする男性は今も少なくありませんが、子どもを授かるということは男女ともに親になるということです。不妊原因を調べる諸々《もろもろ》の検査も、男女同じタイミングでやることによって、原因を早期に特定し、治療することができます。私は不妊治療はもちろん妊婦健診にも男性に同席してもらい、妊娠や不妊治療に至るまでの様々な知識・情報を共有し、これからのプロセスを理解してもらうよう努めています。なぜなら、ご本人たちが納得して次の選択をするには、正しく状況を理解することがとても大切だからです。

また、体外受精を含む不妊治療への保険適用を受ける要件の一つに、患者だけでなく、そのパートナーが今後の治療について説明を聞き、同意することが加えられています。

これからご紹介していく妊娠の仕組みや先端医療についても、男女ともに自分ごととしてとらえていただければ幸いです。

【コラム】不妊治療の現場から1

四八歳一回目の体外受精で妊娠、四九歳で出産

Ｔさんがご結婚されたのは四〇代半ば。お子さんを希望し、私の外来に初診で来られた時は、既に四七歳になっていました。基礎疾患もなく、健康には自信もおありだったのでしょう、「不妊治療をしたら、子どもができるかも」という思いで来院された様子でした。実際、初診時に行ったホルモン検査では、卵巣機能の指標であるＡＭＨ（抗ミュラー管ホルモン。八九ページ参照）が一・三四と、四二歳～四三歳レベルの数値であることが判明。そのほかの基本的な検査でも、異常や病気などの不妊因子は見つかりませんでしたので、「卵巣年齢は若めですね。これから一緒に頑張りましょう」と、お話ししました。

「できればなるべく自然な形で妊娠したい」ということでしたので、ご本人の希望を考慮し、治療は人工授精から開始することになりました。しかし、人工授精を三回実施した時点でも妊娠に至らなかったため、体外受精へのステップアップをお

勧めしました。それでも「体外受精に踏み切るには壁を感じる。もう少し人工授精で頑張りたい」というのが、ご本人の意向でしたので、さらに一年ほど、人工授精による治療を続けました。しかし、一年経っても妊娠することはできず、四八歳になったＴさんは、いよいよ体外受精に取り組むことを決意されました。

排卵誘発剤で卵巣を刺激し、採卵を試みたところ、一回目の採卵で初期胚と胚盤胞をそれぞれ一個ずつ得ることができました。万全の状態で胚移植をするため、とりあえず凍結しました。一回目の胚移植は、受精卵が着床しやすいようにホルモン剤で子宮内膜を整えてから移植を行う、ホルモン補充周期で実施。最初に胚盤胞を移植したところ、見事に着床することができました。

その後、妊娠五週で胎嚢《たいのう》が見え、六週で心拍を確認することができました。七週で胎児の大きさの指標であるＣＲＬ（頭殿長／頭からお尻までの長さ）が一センチメートルを超えるなど、その後の経過は至って順調なものでした。ご本人としても「これまでの苦労はなんだったのだろう」と思うくらい、とんとん拍子に進みました。

胎児のストレス軽減を第一に考え、帝王切開を選択

妊娠の経過が順調であっても、高齢での妊娠・出産には、やはりリスクがあります。妊娠一〇週を迎えた頃に出生前診断を希望されるかどうかをご相談したところ、ご夫婦のお考えで、出生前遺伝学的検査（ＮＩＰＴ）を受けることになりました。ご夫婦で遺伝カウンセリング外来を受診していただき、十分理解を深めていただいた上での選択でした。「ダウン症を含む染色体の数的異常はない」という診断が出てからは、それまで以上に安心して妊婦生活を過ごされていたようです。

妊娠中には胎盤からいろいろなホルモンが分泌されるため、糖尿病的状態が生じることがあります。いわゆる妊娠糖尿病です。高齢での妊娠は、リスク因子の一つ。四八歳の妊婦であるＴさんも、妊娠糖尿病の診断を受けました。しかし、食事療法などで血糖値をコントロールし、これを克服。大事に至ることはありませんでした。

無事に臨月を迎えた頃、分娩様式、つまり経膣《けいちつ》分娩か帝王切開かを相談させていただきました。四五歳以上の出産には難産が増える傾向があります。加齢によって

産道が強靭《きょうじん》に、つまり硬くなってしまうため、出産時には胎内から赤ちゃんを送り出す母体にも、産道を通り抜ける赤ちゃんにも大きな負担がかかります。Tさんは「赤ちゃんのストレスを最小限にしたい」という理由から、帝王切開を希望されました。

　出産時には四九歳となっていたTさんは、二九五〇グラムの男児を無事出産することができました。術後の経過も良好で、一週間後には母児ともに退院。Tさんご夫婦はもちろん、両家にとってはその子が初孫ということもあって、ご一族の喜びはひとしおだったようです。このコラムを書くにあたってご連絡をしたところ、「四〇代後半でも、子を持つ喜びを諦めないで良かった。いまなお不妊治療を頑張っていらっしゃる方、これから始める方に少しでもエールを送れれば」と、紹介することを快諾していただきました。

第二章　妊娠成立の仕組み

妊娠成立に欠かせない臓器とホルモン

この章では妊娠が成立するまでの仕組みをおさらいしましょう。

これは不妊治療を受ける場合だけでなく、これから自然妊娠を目指す場合にも必要な知識です。大まかなプロセスを理解すれば、今後の医師の説明もより深く理解でき、判断の材料になるでしょう。

妊娠が成立するまでの流れを一つの〝物語〟だとすると、そこには重要な役割を果たすさまざまな登場人物がいます。それが生殖に関わる臓器やホルモンです。物語のあらすじは以下の通りです。

繰り返しになりますが、受精をもって妊娠が成立するわけではありません。

① **排卵**——ホルモンの働きによって卵巣内で発育した卵子が排卵される

② **受精**——卵管膨大部に移動した卵子が、膣《ちつ》内に射精された精子と出会い受精する

③ **着床**——卵割《らんかつ》を繰り返しながら子宮へ運ばれた受精卵が子宮内膜に着床する

この物語の主役は、やはり「卵子」と「精子」だと思います。しかし、それだけではありません。妊娠成立までの物語が滞りなく進行する過程には、さまざまな臓器やホルモンが巧妙かつ複雑に関わりあっています。

さらに、舞台はそのステージごとに「卵巣」、「卵管」、そして「子宮」と移り変わっていきます。

第一の「排卵」の舞台は、卵子が生み出される「卵巣」。

第二の「受精」は、卵巣から排出された卵子をキャッチし、子宮まで続く「卵管」で行われます。

第三の「着床」は、「子宮」で行われます。子宮は受精卵が着床してから、出産まで胎児の居場所になります。

まず、「卵巣」と「精巣」の役割を見ていきましょう。

卵巣と精巣は、卵子と精子を生み出す場ですが、実はもう一つの重要な役割があります。

それは、女性ホルモン（エストロゲン、プロゲステロン）と男性ホルモン（アンドロゲン）を分泌することです。後ほどのコラムで詳しく述べますが、これらのホルモンは卵子と精子がタイミング良く出会うために欠かせません。どんな出会いにもタイミングは重要です。卵巣と精巣は、物語のヒロイン&ヒーローを生み育てる親であると同時に、出会いの場所となる「卵管」へとタイミング良く送り出す演出家でもあるのです。

ホルモンという言葉が何度も出てきましたが、ホルモンは私たちの体の中で作られて血液中に分泌され、必要な組織に到達し、それぞれ特定の役割を果たす成分です。私たちの体の中ではさまざまなホルモンが働いており、生殖に関係するものも数多く存在しています。ホルモンの適正な分泌もまた、妊娠成立までの物語が滞りなく進むためには欠かせません。

次に大きな役割を担っているのが「子宮」です。子宮は卵子と精子が出会って生まれる受精卵が胎児に成長し、出産を迎えるまでの日々を過ごす大切な場所です。子宮内部には受精卵が留まるための「子宮内膜」が用意されています。ただし、受精卵には少しわがままなところがあり、新しい出来たてのベッドでないと嫌がる傾向があります。そのため、初経（初潮）を迎えてから閉経までの約四〇年間、子宮内膜はだいたい一カ月に一回作り直され続け、受精卵の訪れに備えます。この現象が「月経周期」です。

無事、受精卵が子宮内膜に留まり妊娠が成立すると、伸縮自在な子宮は胎児発育の場となるために急激に増大。出産までの一〇カ月近く胎児を育《はぐく》み続けることになります。

同じ生殖細胞から生まれる卵子と精子

この物語のヒロインである「卵子」とヒーローである「精子」について、もう少し詳しくお話ししましょう。女性の体にある卵巣が卵子を生み出し、男性の体にある精巣（睾丸）が精子を生み出すわけですが、実は卵子と精子は同じ生殖細胞から作られているのをご存じでしょうか。妊娠二カ月頃までは、卵巣と精巣は区別のつかない未分化な状態で、胎児のお腹の中にあります。

元は同じ生殖細胞である卵子と精子ですが、その数と完成するまでにかかる時間は大きく異なります。

私たちの体の細胞の核には、四六本の染色体が存在していますが、卵子と精子がそれぞれ四六本の染色体を持ったままでは、受精卵の染色体は九二本になってしまいます。そこで、生殖細胞は四六本から二三本に減らす減数分裂を行います。この減数分裂によって二三本の染色体を持つ配偶子（女性では卵子、男性では精子）が作られていきます。

まずは、卵子について説明しましょう。胎児の段階で、卵巣にある卵子の数は五〇〇万〜七〇〇万個以上に達します。この時点では「卵母細胞」（卵子のもと）と呼ばれ、周囲を細胞が取り囲む「原始卵胞」を形成しています。卵母細胞の分裂（減数分裂）は、胎児の卵巣の中で非常にゆっくりとした速度で進み、赤ちゃんとしてこの世に生まれる頃、卵子の減数分裂はいったん休止期に入ります。いわば、長い眠りに入るのです。

そして、思春期を迎える頃になると月に一個が「排卵」されます。冷蔵庫に貯蔵してあった卵を、月に一回ドアを開けて一個ずつ取り出すようなイメージ、これが「排卵」です。

この排卵のときに、胎児期に休止していた卵子は長い眠りから覚めて減数分裂が再開され、完了します。減数分裂が終わった時が卵子として成熟した時であり、この時にだけ精子を受け入れて受精することが可能になるのです。このタイミングで受精が起こらない場合は、卵子は死滅する宿命です。卵子が死滅し、子宮の内側にある内膜が剝がれ落ちる。それが「月経」です。

一人の女性の卵子の数には限りがあります。胎児期に五〇〇万個以上にまで達した卵子の数は、その後だんだん減少します。出生時までに約二〇〇万個、初経を迎えて月に一個の排卵が始まる思春期の頃には二〇万〜三〇万個にまで減り、平均五〇歳前後で迎える閉経時にはゼロに近づくことがわかっています（図4）。

一方、出生時の精巣にも、胎児期に精祖細胞が存在します。出生後、精祖細胞は分裂し、一つの細胞から四つの「精母細胞」（精子のもと）が作られます。

精巣の中の精子も減数分裂によって作られるわけですが、卵子と違って休止期はなく、思春期以降になると、一つの「精母細胞」から四つの精子が休まず作られ続けます。つまり、卵子は増やすことが出来ないのに対し、精子は増やすたびに生まれたての細胞になるのです。

図4. 女性の年齢による卵子の数の変化

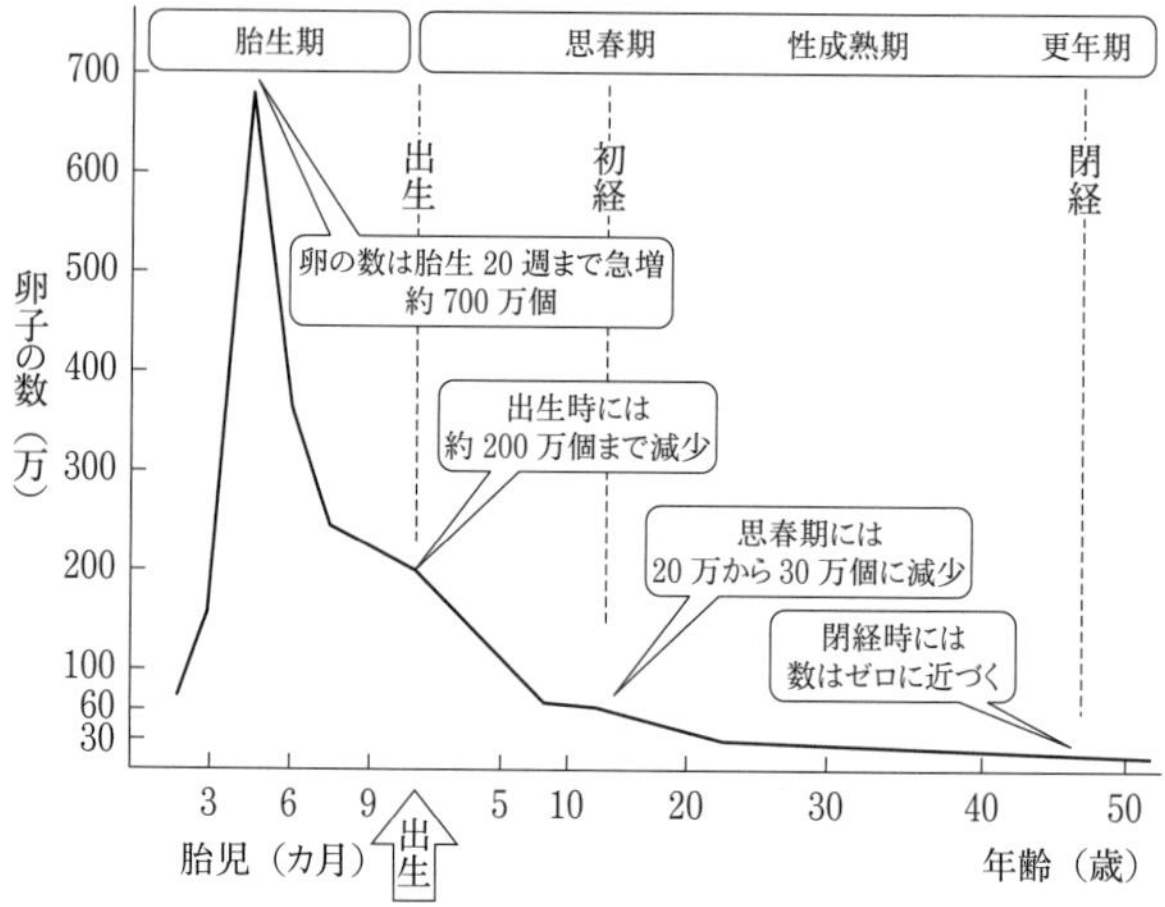

（平成 25 年版厚生労働白書の図を元に編集部で作成）
出典：Baker TG. Acta Endocrinol Suppl（Copenh）. 1972; 166:18–41

健康な男子が一日に作り出す精子の数は、約一億個とも言われています。もとは同じ生殖細胞ですが、卵子と精子は全く異なる性質を持っているのです。

エイジングという宿命を持った卵子

卵巣の中にある卵子は、初経が始まる頃でも数十万単位の数です。ただし、そのすべてが排卵されるわけではありません。

最初の排卵が一二歳で、最後の排卵が五二歳だと仮定すると、一二カ月×四〇年で四八〇個の卵が使われます。初経を迎えてから閉経するまで、五〇〇万個の卵子の中で排卵に達するのは万に一つだということになります。別の視点から言うと、眠っていた期間が一二年の卵もあれば、五〇年を超える卵もあるということ。つまり、卵子として完成するまでに一二年かかったものと、五〇年以上かかったものがあるということになります。

出産年齢の上昇によって、近年問題になっているのが第一章でもご紹介した卵子のエイジング（老化）です。老化した卵子の何が問題なのかというと、卵子が出来上がるまでに時間がかかればかかるほど、染色体の数に異常が生じやすくなるのです。その結果、着床しにくくなったり、あるいは着床しても流産する確率が高くなったりします。また、流産は免れても二一番目の染色体が三本になると「ダウン症（21トリソミー）」等が発生します。

図5の通り、染色体に異常のあるダウン症の発生確率は、母親の年齢が上がるにつれて増加します。その頻度は二〇代から三〇代前半では一〇〇〇人に一人か二人ですが、三五歳では三人、四〇歳では一〇人、四五歳では五〇人と増えていきます。

図5. 女性の年齢による卵子数とダウン症発生率の変化

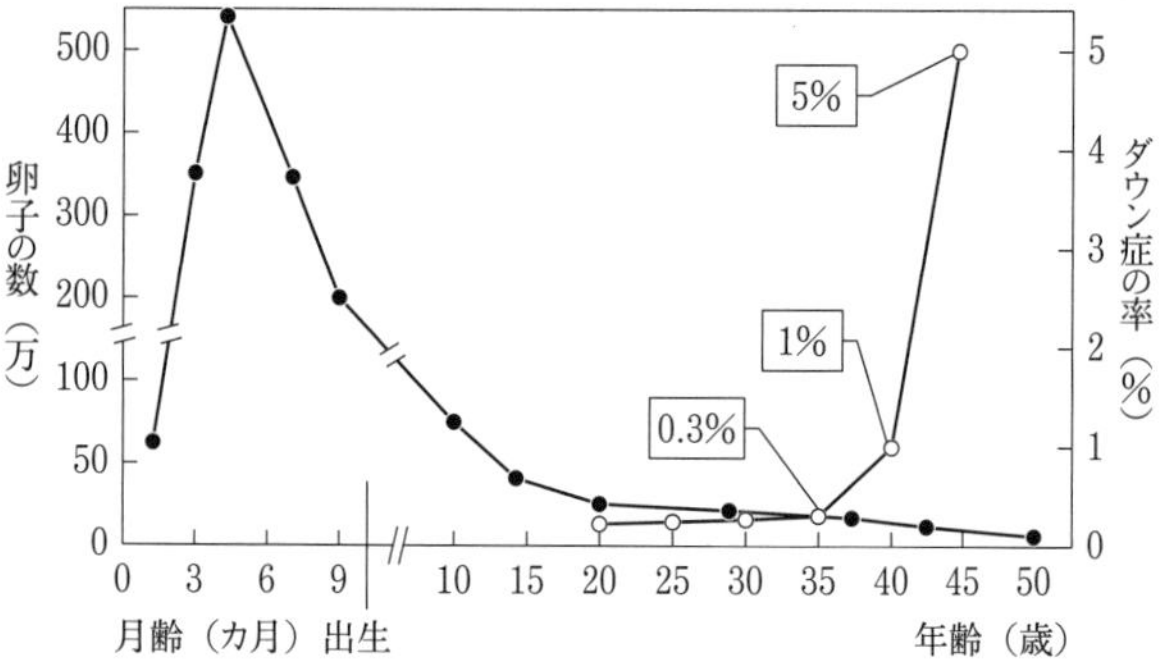

卵子の数（●）は出生前にピークとなり、その後減少し、閉経とともにゼロとなる。ダウン症の率（○）は35歳0.3%、40歳1%、45歳5%と年齢とともに増加する。

　ダウン症は老化した卵子に原因があると考えられています。つまり、母親の年齢が関係しているということです。父親の年齢は直接関係しません。なぜなら、先に述べたように精子は常に新しく生み出されているからです。卵子は持ち主と共に年をとっていく宿命を背負っているということを、しっかり認識しておく必要があると思います。

　時間を戻すことはできませんが、止めることは可能です。その技術が未受精卵を凍結保存する「卵子凍結」です。この「卵子凍結」については第六章で詳しくご説明しましょう。

卵子のトップランナーが選ばれる――排卵まで

ここからは、妊娠成立の〝物語〟をお話しします。そのプロローグは「排卵」です。卵子と精子が出会い受精し、妊娠が成立するためには、タイミングよく卵巣から卵子が排卵されることが大前提。それを理解するには、卵巣の中で眠っている数多くの卵子の一つが、どのように周期的に目覚めるのか、そのプロセスを知っておく必要があるでしょう。

舞台は「卵巣」です。

卵巣の中にいる時の卵子は、「卵胞」という一ミリ足らずの小さな袋の中に包まれ守られています。卵子への栄養も卵胞の細胞を通して与えられます。いわば、卵胞は卵子の乳母のような役割です。この卵胞はホルモンの作用によって、排卵前になるとぷうっと二センチほどにまで大きくなり、やがてパンクして卵巣から飛び出します。これが「排卵」です。

目を覚ましかけている何十個かの卵子のうち、排卵されるのは一つだけ。これを専門用語で「主席卵胞」と呼びます。学年で一番優秀な人を指す「首席」や、国の政治的指導者を指す「主席」と同じ「シュセキ」。つまり、卵子のトップランナーです。何十個かの卵子が「主席」の地位を争うわけですが、何を競うのかを分かりやすくいうと大きさです。成長の早いものがトップになります。そこで主席卵胞が決まってしまうと、「次席」卵胞、つまり二位以下は発育が止まり排卵のチャンスを失います。同じ時期に目を覚まそうとした他の卵子は、しぼんでしまいます。これを「閉鎖卵胞」と呼びます。

閉鎖卵胞、つまり二着以下の卵子は今回出られなかったから、もう一回〝冷蔵庫〟に戻って次のチャンスを待とう、ということはできません。卵巣の中で次第に吸収されて消えてしまう運命です。射精後の精子が卵子をめがけて競争することはよく知られていますが、精子ほどの倍率ではないにしても、卵子もまた排卵前に競争をくぐり抜けているのです。

勘と運動性が勝負の精子——受精まで

排卵時期になると、「卵管」は卵巣の排卵する部位に近づき、野球のグローブでボールをキャッチするかのように卵子をピックアップします。

よい卵子が排卵されても、うまく「卵管采」という卵管の入り口に捉えられない場合は、深い谷底に落ちたようなもので一巻の終わり。体内で迷子になってしまう場合もあります。

タイミングよく排卵されて卵管采にキャッチされた卵子は、「卵管」へと送られます。

そしていよいよ、卵子は上皮細胞のはたらきによって卵管の中を移動し、精子と卵子の出会いの場である「卵管膨大部」へと送られるのです。

排卵後の卵子は減数分裂（正確には第二減数分裂）をいったん中止すると、精子がやって来るのを待ち続けます。タイムリミットは二四時間。その間に精子と出会い受精しなければ、新しい生命への道は絶たれます。ヒロインにはタイムリミットがつきものなのです。ちなみに精子は子宮内で二〜三日生存できるため、排卵当日だけでなく排卵前後の性交でも妊娠成立の可能性は高いと言えます。

さて、その頃、精子はどのような状況でしょうか。

性交により膣内に射精される精子の数は、だいたい四億個です。そのうち運動性の良いものは子宮の頸部に飛び込み、毎分約二〜三センチの速度で子宮を通過します。そして、何かに導かれたように卵管へと入っていきます。一時間ほどで卵管膨大部に到達できるのは、選ばれた数百個の精子だけ。その精子たちはそこで出会ったたった一個の卵子を取り囲み、受精のための最後の奮闘を見せます。とは言え、卵子は裸で精子の訪れを待っているわけではありません。卵子の周りには「卵丘細胞」が何層にも積み重なっていて卵子を守っています。ヒロインは結構厚着なのです。

精子はまずこの粒々の卵丘細胞にもぐり込んでいって、一所懸命この層を切り崩していきます。ここまでたどりつく精子は二〇〇個くらい。生き残れるのは、このうちのたった一個です。残りの二等以下は、全て死んでしまいます。ちょっと無駄なように感じるかもしれませんが、この二〇〇個の力が必要なのです。というのも、精子一個の力では、とてもこの卵丘の厚い層を崩すことができないからです。二〇〇個が力をあわせて、ちょっとずつ崩していくと、ようやく卵子を守る殻である「透明帯」が出てきます。ただし、卵子が受け入れるのはたった一つの精子のみ。その一つが入った途端、卵子の表

図6. 射精、排卵から受精まで

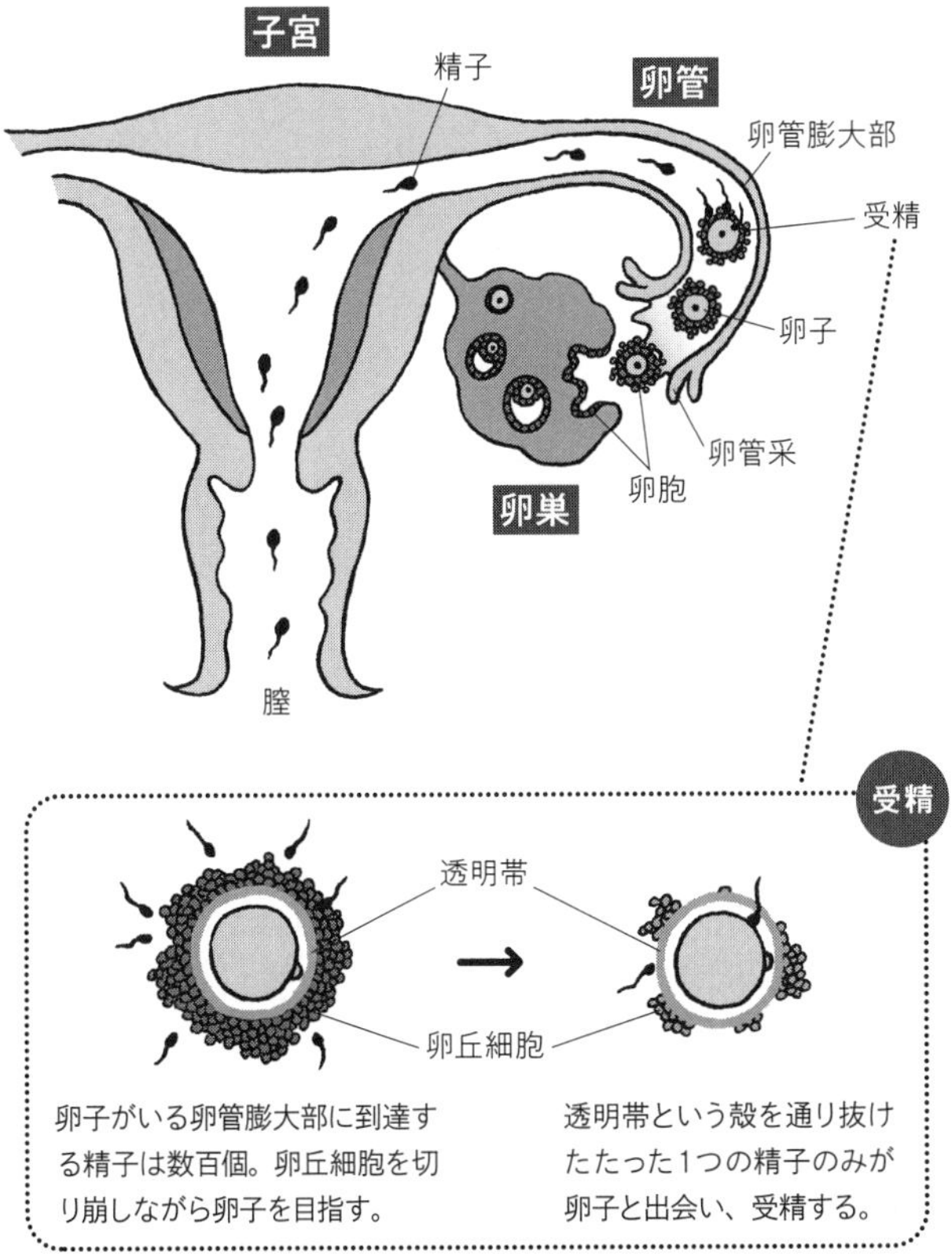

ホルモンの働きによって、卵巣内の卵胞（卵子を包んでいる小さな袋）が大きくなり、排卵が起こる。排卵された卵子は卵管采にキャッチされ、卵管を進む。一方、射精された精子は子宮から卵管へと移動し、卵管膨大部で卵子と出会い、受精卵となる。

面が一瞬にしてぐっと固くなり、透明帯が変化して、バリアをはったような状態になります。それで他の精子はもう卵子の中に入り込めなくなってしまう。いわば、早いもの勝ちです。

実は、この卵丘細胞にもぐり込んでいくときにはもう、おおまかな順位が決まっています。というのも、卵丘細胞の層は厚みが均一ではないため、どこから攻めるかで、卵子までの距離、つまり卵子への近づきやすさが違ってくるからです。他よりスピードのある精子が、ダッシュしてまっ先にたどりついたとしても、へたに分厚いところへもぐり込んだらアウト。ぐずぐず手こずっているうちに、あとから来たのが、薄くて崩しやすいところへうまく滑り込んでしまえば、もうそっちに先を越されてしまいます。マラソンでいえばスタジアムのトラック勝負のようなもの。そのタッチの差で精子の勝敗が決まり、ようやく卵子と精子が受精することができるのです。そして一度休止していた卵子の減数分裂が受精によって再開し、完了してようやく誕生するのが「受精卵（胚）」です。

精子は「東京〜名古屋間」を旅する

この物語のヒーローである精子について、もう少し詳しくお話ししましょう。精子は男性の生殖細胞として精巣の中で生まれます。先ほども述べましたが、卵子と大きく違うのは、精子は毎日新しく作られるということです。精子は射精後、長くとも数日間しか寿命がありません。一日に作られる精子の数は、だいたい一億個くらい。たとえば一年三六五日、六〇年間とすると、単純計算で約二兆二〇〇〇億。それだけの数の精子が、ひとりの男性の体の中で生まれては排出されていくことになります。

一度に射精される精子の数は、数億個。精子は膣内から子宮へ、子宮から卵管へと自力で長い旅をして卵管膨大部に到達し、ヒロインである卵子と出会います。精子が旅する距離は、人間に例えるなら東京〜名古屋間くらい。そんな長い旅を経て、累計二兆に達する精子の一つが、ある時一つの卵子と出会うというわけです。その卵子も五〇〇万個の中の一つ。つまり、一人の人間は五〇〇万×二兆、ざっと一〇〇〇京《けい》分の一の確率で出会った卵子と精子からできることになります。一〇〇〇京というと一〇の一九乗。普段の生活の中ではちょっと想像できないくらい、途方もない数です。そんな確率で生まれるからこそ、たとえ同じ両親から生まれた兄弟であっても、違う顔形になってくるのです。

精子にとって重要なのは速さ、運動神経です。精子はご存知の通り小さく、一ミリリットルの精液の中にだいたい一億個くらい存在しています。缶ビールが三三〇ミリリットル、牛乳パックが一リットル、つまり一〇〇〇ミリリットルですから、一ミリリットルというとほんの数滴に過ぎません。そこに一億もの精子が生きていることになります。そんな小さな精子が膣から子宮の中を通り抜けて卵管まで泳ぎ切らなければならない。しかも、一等賞を獲《と》らなければならない。だからこそ運動率や運動性、人間で言うなら運動神経が良くないと困ります。さらに、方向感覚も大事です。卵子のいるところにまっしぐらに進まなければならないわけですから、勘も良くないといけません。

一日に生まれる精子は約一億個と言いましたが、精子が出来上がったその日に射精されるとは限りません。何日分かたまっていて射精されるのを待っていることが多いでしょう。どのくらいかというのは、人によってさまざま。個人差はありますが、だいたい一回に射精される精子、つまり同時にスタートラインに立って競争する精子の数は四億個と言われています。その四億個が「よーい、ドン！」で出発し、子宮の中を泳いで泳いで、なんとか卵管に到着し、ゴールである卵子を目指すのです。

妊娠成立の仕組み――着床まで

卵管膨大部で精子と出会って受精した卵子、受精卵（胚）をしばらく観察していると、二つの核が見えてきます。雄性前核と雌性前核です。やがてこの二つが融合して受精は完了します。

その後、受精卵は分裂し、成長しながら、卵管内を移動し、三〜四日かかって子宮に到達します。なぜ自ら動かない受精卵が卵管を移動できるかというと、卵管の内側の細胞は繊毛《せんもう》とよばれる細かな「動く毛」のようなものが生えており、この繊毛がなびく繊毛運動と、卵管が収縮や弛緩を繰り返す蠕動《ぜんどう》運動があるからです。

子宮にたどり着いた受精卵を見ると、多数の細胞からなり、すでに胎盤のもとに分化する細胞と体になる細胞とに分かれていることがわかります。図7のように液体に満ちた胞胚腔を持つ「胚盤胞」と呼ばれます。

受精卵は卵管から子宮へ発育しながら旅するわけですが、その過程では「透明帯」という殻に守られているため、途中で引っかかったりしないのだと考えられています。

いよいよ、受精卵は最後の舞台である子宮にたどり着きました。

胚盤胞は、いざ子宮内膜に着床しようという時になると透明帯から出てきます。この殻から出るステップは、鳥や亀、そのほかの動物が卵の殻から出るのと同じ「ハッチング」（孵化《ふか》）と呼ばれています。

胚盤胞は子宮内膜に接着し、着床を開始します。ここで重要な役割を担っているのが「子宮内膜」です。子宮内膜はグリコーゲンを蓄え栄養供給の用意をしているだけではありません。いつでも着床可能なわけではなく、ハッチングのタイミングに合わせて胚盤胞が着床して初めて妊娠が成立します。「着床の窓」（implantation window）という言葉がありますが、窓があいたこのタイミングを逃すと着床できず、妊娠も成立しません。時期が悪くても、胚盤胞が未熟でも、妊娠は成立しないのです。

次に着床後の胚と子宮内膜の両側から胎盤が形成されていきます。胎盤の絨毛《じゅうもう》という

図7. 受精後から着床まで

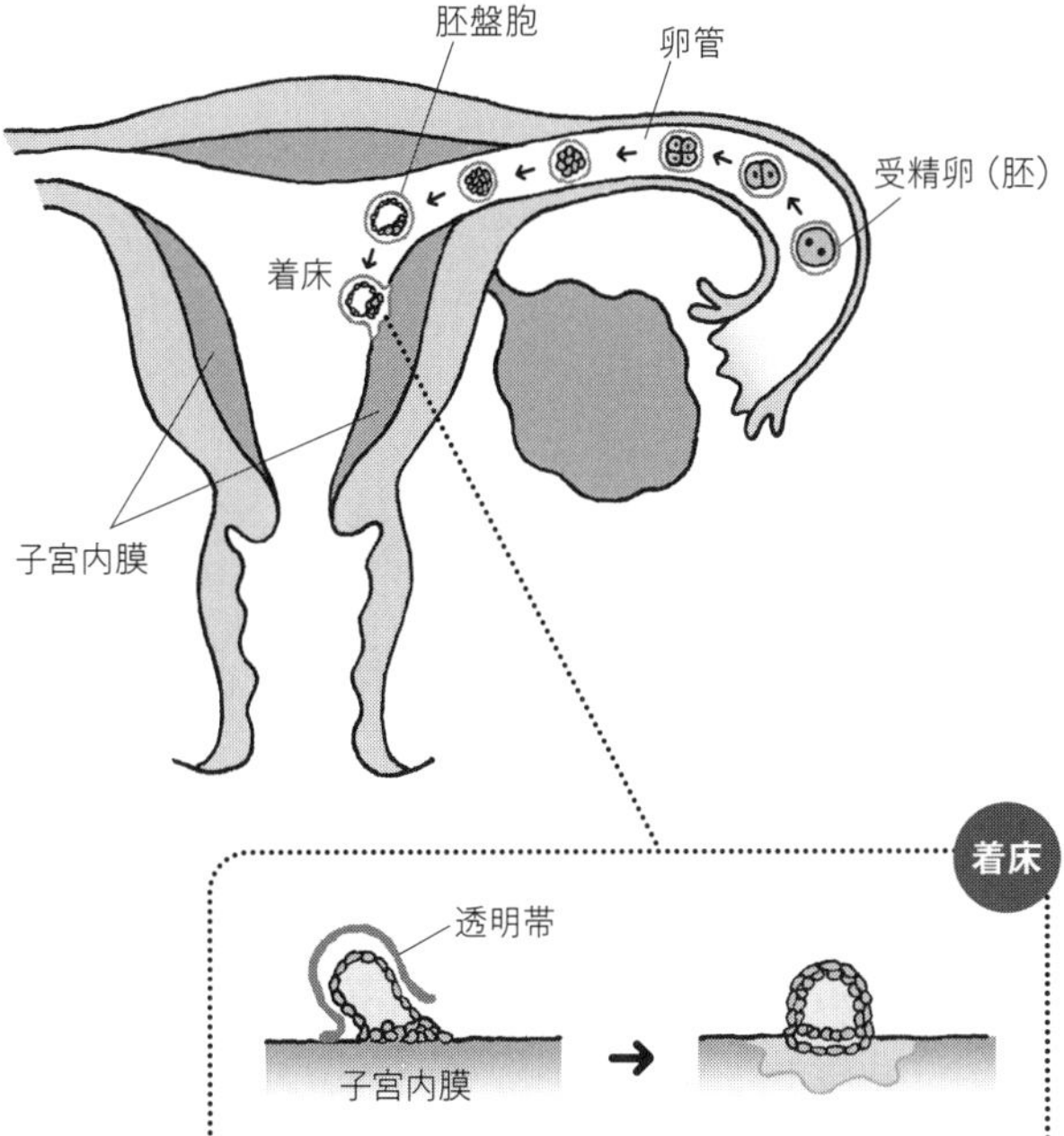

胚盤胞が、透明帯から出て（＝ハッチング〈孵化〉）、子宮内膜に接着、着床する。

受精卵は細胞分裂（卵割）を繰り返しながら、3〜4日ほどで卵管から子宮に到達。成長したこの時点の受精卵を胚盤胞と言う。胚盤胞に育った受精卵は、透明帯と呼ばれる殻から出て子宮内膜に着床する。受精から着床まで約1週間〜10日かかる。

組織からは、絨毛性ゴナドトロピン（ｈＣＧ）と呼ばれるホルモンが分泌されます。これには卵巣を刺激してホルモン分泌を続けさせる大切な働きがあります。ｈＣＧが働かないと、黄体《おうたい》（排卵後、卵胞が変化したもの）は約一四日間の活動を終え、プロゲステロンの分泌を止めるため、月経が始まってしまいます。妊娠が成立して胎盤ができてｈＣＧが分泌されると、黄体は妊娠黄体へと変わり、妊娠の継続に必要なプロゲステロンなどのホルモンを分泌し続けます。

　現在は市販もされていますが、不妊治療の現場で妊娠の有無を知るためによく使われる妊娠検査キットは、このｈＣＧの分泌をチェックします。尿を少量、検査キットに垂らして数分間待つだけで、妊娠反応が確認できます。ただし、あくまでも個人でできる簡易的な検査です。陽性反応が出たとしても、必ず医療機関を受診して妊娠の有無を確認することが必要です。

自然妊娠は〝奇跡〟の積み重ね

　卵巣から排卵される卵子は一周期につき一個だけです。昔は、排卵は右と左の卵巣から一月毎《ごと》に交互に起こっているという学説がありましたが、超音波検査などで確認すると、左右の卵巣から交互に排卵する方もいれば、右ないし左からの排卵が続き、時折反対の卵巣から排卵する方もいるといった具合で、一定の法則があるわけではないことがわかってきています。

何百万かあるうちの選ばれた一個の卵子と、数億の中から選ばれた一個の精子だけが受精し妊娠が成立するまでの流れを見ていくと、自然に妊娠することがどんなに〝奇跡〟の積み重ねであるかがわかっていただけるのではないでしょうか。長年、産婦人科医として多くの出産に立ち会ってきましたが、どんな妊娠でも簡単ではないと感じています。一人目は自然に妊娠・出産したから二人目も望めばすぐにできるだろう、と考えていると意外にも二人目はなかなか妊娠しないケースもよくあります。一人目が自然にできたから二人目も自然にできるだろうと考え、時間を空費しないようにしてほしいのです。ある程度の年齢の方で二人目がなかなかできない時には、早めに不妊治療を考えて受診することをお勧めします。

【コラム】もっと詳しく1

月経におけるホルモンの働き

ご存知の通り、女性のからだにはある一定のリズムがあり、初経から閉経を迎えるまでの間、決まったサイクルで変化を繰り返しています。これが「月経周期」と呼ばれるものです。以下は、医学部や胚培養士の学生に講義するレベルの内容です。大事なことですが、難しければ読み飛ばしていただいても構いません。

前の月経が始まった日から次の月経が始まる前日までのおよそ一カ月間を一サイクルとして、女性のからだの中では卵巣内の卵胞やホルモン、子宮内膜、基礎体温などが密接な関係を保ちながら、毎回妊娠・出産に備えて変化しています。

月経周期の日数は平均で約二八日間ですが、日数にはかなり個人差があり、二五～三八日間くらいなら正常範囲とされています。健康な成熟女性の基礎体温であれば、月経の開始から二週間後くらいまでは「低温期」を示し、ある時期から高くなって妊娠しやすい「高温期」に変わるという二相性を描きます。

月経周期の中で、目に見えてわかる明らかなからだの変化は月経（生理）くらいです。妊娠したいと考えるのであれば、より詳しくからだの状態を知るため毎朝、基礎体温を測ることを習慣にする必要があります。基礎体温とは安静にしている時に測った体温のことで、毎朝できるだけ同じ時間に検温し、その数値をつなげていくと、約一カ月間の月経周期に沿った形で曲線が描かれます。このラインの変化によってからだのリズムやホルモンの働きや排卵日を把握し、不妊治療を進めていくことになります。基礎体温を記録するアプリで妊娠しやすい日がわかるのは、過去のデータから排卵日を予測しているからです。

月経周期に合わせてからだには、どんな変化が起きているのでしょうか。妊娠成立までの〝物語〟のあらすじと照合していくと、より理解を深めることができると思います。

周期のスタートを月経初日としましょう。月経周期を監督する最上位にあるのが、脳の中にある視床下部です。まず、視床下部がＧｎＲＨと呼ばれるホルモンを分泌します。このＧｎＲＨは、下垂体に働きかけ、ゴナドトロピンというホルモンを放出させます。

「ゴナド」とは生殖腺という意味で、ゴナドトロピンは、卵巣の働きをコントロールするホルモンです。ゴナドトロピンには、卵巣で卵胞を発育させるＦＳＨ（卵胞刺激ホルモン）と、卵巣で排卵や黄体の形成を促すＬＨ（黄体化ホルモン）の二つがありますが、ＧｎＲＨの刺激を感知した下垂体がまず分泌するのはＦＳＨです。このＦＳＨの働きによって、卵巣の中の卵胞が刺激され、卵胞が発育します。この時点での卵胞は数十個と考えられています。

　さらに、ＦＳＨに刺激された卵胞から、エストロゲンという新たなホルモンが分泌されます。このエストロゲンは、子宮内膜を増殖させるホルモンです。

　こうして卵巣でエストロゲンの分泌が高まると、発育し始めた複数の卵胞の中から、排卵まで進む主席卵胞の選別が開始されます。代表が決まると、他の卵胞は発育を止め、主席卵胞だけが発育し続けます。

　各ホルモンの名前は、聞きなれない方にとっては難しく感じられるかもしれませんが、この「視床下部─下垂体─卵巣系」と呼ばれる指令系統が働き出すことによって、新たな生命を受け入れる環境が整えられていくのです。この指令系統は一方通行ではなく、「フィードバック機構」というメカニズムによって、視床下部と下垂体は卵巣内のエストロゲンの分泌の増加を感知しています。

　エストロゲンの分泌がピークに達すると、ＦＳＨから先に述べたＬＨへの切り替えが起こり、ＬＨが大量に放出されます。これが引き金となって卵胞が弾《はじ》け、機の熟した卵子が排卵されます。

　排卵は、このようにホルモン同士の絶妙なバランスのもとに起きているのです。

　ＬＨの作用は排卵だけにとどまりません。黄体化ホルモンという名前が示すように、卵胞を黄体という組織に変えます。黄体は卵胞と同様にエストロゲンを出すだけでなく、プロゲステロンという新たなホルモンを分泌します。このプロゲステロンの働きで、子宮内膜は増殖期から分泌期に入り、一〇ミリほどまで厚さを増して受精卵の着床に備えるのです。よく「ふかふかのベッド」に例えられるのはこの時のことです。プロゲステロンは、子宮内膜だけでなく、脳の体温調節機構にも働きかけ、基礎体温を上昇させて妊娠しやすい状態に整えていきます。排卵後から月経までの期間（黄体期）に基礎体温が高くなるのはこのためです。

黄体がプロゲステロンを分泌できる期間は一四日間。卵巣も子宮も妊娠に備えて万全の態勢をとって待っているわけですが、受精卵がやって来なければ黄体の寿命は尽きます。そうしてプロゲステロンの分泌は急激に減り、子宮内膜の血管は、血液の供給が止まるように変化します。その結果、子宮内膜は基底部分を残して壊死し、剝がれ落ちる。これが月経です。

月経が始まると基礎体温は下がり、再び新しい卵胞の発育、子宮内膜の再生・増殖が起こり、次の排卵・妊娠のチャンスに備える。この繰り返しが月経周期のメカニズムなのです。

第三章　不妊治療を受ける前に

不妊に悩むカップルは五・五組に一組

現在、日本産科婦人科学会では「『不妊』とは、妊娠を望む健康な男女が避妊をしないで性交をしているにもかかわらず、一定期間妊娠しないもの」と定義しています。七年前まではこの「一定期間」は二年でした。

ところが、二〇〇九年にＷＨＯ（世界保健機関）が不妊期間を従来の二年から一年に短縮したこともあって、日本産科婦人科学会でも二〇一五年に二年から一年へと期間を短縮しました。ただし、これはあくまでも全世代共通の定義です。二〇代での不妊と四〇代での不妊では、当然ながらその置かれている状況は大きく異なります。

一回の月経周期の中で、卵子と精子がタイミングよく出会って受精し、子宮内に着床し、妊娠が成立する確率はどれくらいだと思いますか。

答えは約三〇％です。この数字は妊娠を希望する一〇〇組のカップルのうち、三〇組が最初の一カ月で妊娠するという意味です。そして残り七〇組のうちの三〇％、二一組が次の周期で妊娠します。二周期合わせると五一組になります。その数字を累積していくと、一年間では九九組となり、ほぼ一〇〇％になるわけです。ただし、これは不妊になる原因が見当たらないカップルの場合の確率です。一見健康そうに見えても、何らかの不妊因子を持ったカップルが一〇組に一組はいます。一〇〇組カップルがいるうちのおよそ一〇組の方たちは、そのままの状態では一年間頑張っても残念ながら妊娠することはほぼないと言えるのです。

日本では実際に不妊の検査や治療を受けたことがある、または現在受けている夫婦は、全体で一八・二％、子どものいない夫婦では二八・二％にのぼり、これは夫婦全体の約五・五組に一組に当たります（国立社会保障・人口問題研究所「２０１５年社会保障・人口問題基本調査」より）。さらに、将来的には三・五組に一組になるという推計もあります。

晩婚化が進み、出産年齢が上昇している今、不妊治療は決して特別なものではなくなってきているのです。

妊娠・不妊を左右する三因子

セックスしてから卵子と精子が受精し、妊娠が成立するまでの流れは前章でおさらい

しました。その流れの中に妊娠・不妊のカギを握る重要なポイントが三つあります。それは、

① 排卵・卵巣因子
② 卵管因子
③ 男性因子

の三つです。

この三つの因子は、どれか一つが欠けても妊娠ができません。つまり、この三つを調べれば不妊の原因がほぼわかるということになります。ここではこの三つを妊娠・不妊の「三因子」と呼ぶことにします。三つの因子のうち何が足りないのかを解明し、それを医療で補えれば、妊娠が可能になるということです。

まず一つ目の「排卵・卵巣因子」について。これは卵巣で卵子が十分に育ち、絶妙なタイミングで排卵されるかどうかということです。卵胞が育たず排卵できないとか、排卵はしたけれど卵子がまだ十分に成熟していなかったとか、ホルモンが十分に分泌されていなかった、など、卵巣ではさまざまなトラブルが起こります。

二つ目が「卵管因子」です。卵管というのは、卵巣から排卵されて出てきた卵子が子宮へと向かう道のこと。よく誤解されるのですが、この管は卵巣と子宮を直接つないでいるわけではありません。第二章の図6（六一ページ）をご覧になるとわかると思いますが、子宮から伸びてチューリップのように口を開いて、排卵された卵子が入ってくるのを待っている構造になっています。この卵管がうまい具合に卵子を受け止めて、子宮へと送り込んでくれないと、せっかく排卵された卵子はお腹の中で迷子になってしまいます。また、管が途中で細くなっていたり、塞がっていたりすると、卵子はその先に進むことができません。

三つ目が「男性因子」です。これは主に精子に関する問題です。精子が元気に子宮を通って、卵管まで辿《たど》り着けるかどうか。また、十分な量の精子が毎日作られているか、セックスして膣の中に放出されるかも重要です。複雑でデリケートな条件がきちんと整わないと、卵子との出会いをゴールとした精子の旅はうまくいきません。精子はとても繊細で弱い。熱にも弱く、ちょっとした刺激ですぐに死んでしまいます。

男性不妊の九割が、精巣になんらかのトラブルがあり、精子が作られなかったり、運動率が悪くなったりしていることが原因で、これらはまとめて「造精機《ぞうせいき》能《のう》障害」と呼ばれています。残る一割は「性欲が低下している」「射精しない」などの性機能障害や、セックスのときに勃起できないＥＤ（勃起障害）、「勃起はするが射精ができない」といった射精障害です。

生殖医療専門医（二〇二一年四月現在、認定者九二〇名）の中で、男性不妊を専門とした泌尿器科医は全国でも約七〇名しかいません。不妊症で悩むカップルの約半数は男性側に原因があるため、今後さらに専門医が増えていくことが求められています。

これまで述べてきた三つの因子以外にも、不妊につながる原因はいろいろあります。例えば、閉経や子宮の欠損などの治療不可能な不妊因子がある場合。「はじめに」で述べたように、「子宮がない」「卵巣（卵子）がない」「精子がない」という状態は絶対的不妊因子と言われており、妊娠は望めません。その場合にはどういう理由で妊娠できないのか正確な情報を患者さん本人に直接説明します。

ただし次に述べる医療技術の存在も同時にお話しします。その技術を利用するか否かは別として、その存在は患者さんを勇気づけるように思います。

従来は絶対的不妊因子とされてきた「卵管の欠損」は、体外受精をはじめとする生殖補助医療の技術が進んだことでクリアされました。「精子をもらう」、精子提供も選択肢としてありえます。また、日本国内ではまだ議論のあるところですが、生殖補助医療の応用で「子宮を借りる」（代理懐胎）、「卵子をもらう」（卵子提供）などの方法を用いれば、技術的には妊娠可能になってきたものもあります。ただし、この場合は倫理的な問題が出てきます。その現状と課題については第六章で説明したいと思います。

不妊治療施設の選び方

自分が不妊症ではないかと思った時、あなたならどのような行動をとりますか。産婦人科を受診したり、友人に相談したりする人もいるでしょうが、おそらくネットで検索される方が最も多いのではないでしょうか。

不妊治療施設には主に三つのタイプがあります。産婦人科クリニック、不妊専門クリニック、そして大学病院・総合病院です。

その特徴をまとめるとこのようになります。

産婦人科クリニック：開業医が産婦人科全般を幅広く診療。自宅や職場近くで見つけやすく、同じ医師に診てもらえる安心感があります。産科と婦人科を両方扱い、「不妊外来」をうたう施設も増えているようです。ただし、通常のクリニックでは高度な治療は実施できないので、必要があれば専門施設に紹介してもらうことになります。また、不妊治療の知識や経験は施設によって差が大きいので事前によく調べる必要があります。

不妊専門クリニック：生殖医療専門医を中心に、胚培養士（受精卵を管理するスペシャリスト）や不妊カウンセラー等がチームで診療にあたり、一定水準の高度生殖医療が受けられます。通常の産婦人科とは異なり、出産を扱わないので入院施設がなく、妊婦さんや赤ちゃんに会わないですむことや、メンタルケアに配慮があることがメリットとして挙げられます。ただし、妊娠した場合は産科施設に紹介してもらうことになります。有名であればあるほど、患者が多いために待ち時間が長いことがあります。これまでは自由診療のため価格が高めに設定されている場合がありましたが、今回の体外受精等の保険適用を受けて、ほとんどの施設で料金は標準化すると思われます。

大学病院・総合病院：多数の診療科の中に産婦人科があり、不妊治療から出産まで診てもらえます。また、合併症や救急時の対応も他の科と連携が取れて安心です（男性不妊の際の泌尿器科など）。ただし生殖医療専門医がいない病院もあるので、ホームページ等で確認する必要があります。また大病院では、待ち時間が長い、診察時間が短い、医師が毎回替わるなどのデメリットがありえます。

赤ちゃんを強く望むのであれば、不妊に詳しい医師がいる不妊専門クリニックを受診するのがよいでしょう。不妊専門のクリニックであれば、不妊検査を月経周期に合わせて短期間で行うなど、時間的なロスが少なく、その後高度な治療を受ける場合も、卵子や受精卵の管理に至るまでスタッフの連携が取れているため、スムーズです。近くに専門のクリニックがない場合は、大学病院や総合病院の不妊外来を探してみるのもいいと思います。日本受精着床学会はホームページで会員が所属している不妊治療施設を都道府県別に紹介し、日本生殖医学会も学会が認定した生殖医療専門医の氏名、所属をホームページで公開しており、参考になります（二二一〜二二二ページ参照）。

厚生労働省では「不妊専門相談センター」というものを全国の自治体に設置しています。各都道府県に設けられた相談センターや産婦人科外来が窓口となっていて、患者さんや相談希望者が電話やメール、面接などで不妊に関する相談をすることができたり、病院を紹介してもらえたりするようです。

日本国内には不妊治療を行っている施設は多く、体外受精などを実施しているものだけで六〇〇以上あります。中には、三五歳を過ぎた方が子どもを欲しいと言うと、すぐに体外受精を勧める施設もあるようですが、私はものには順序があり、医学の王道は自然妊娠を目指すことで、妊娠しないからといって即体外受精などの生殖補助医療を適用する、というのは問題があると思っています。なぜなら、体外受精などの生殖補助医療は患者さんにそれなりの肉体的、精神的、経済的な負担を強いるからです。これらの治療の詳細は次章で説明します。

胚培養士――スペシャリスト育成の必要性

余談になりますが、不妊専門クリニックや大学病院・総合病院の不妊外来にいる、「胚培養士（エンブリオロジスト）」についても少し説明をしておきましょう。

受精、胚（受精卵）の培養・凍結、融解などを一手に引き受けるスペシャリストが胚培養士です。今後さらに増えていくであろう体外受精や顕微授精などの生殖医療には欠かせません。不妊治療の成功の鍵は胚培養士の腕にかかっているとも言われるほど大事な存在です。世界で初めて体外受精に成功したエドワーズはその功績でノーベル賞を受賞しましたが、世界最初の胚培養士ということもできます。

かつては、生殖補助医療を行う機会が多かった臨床検査技師が、新しい知識や技術を学んでから胚培養士になるのが一般的でしたが、近年は看護、畜産や生命科学などを学んだ人たちが胚培養士を目指すことも多くなりました。

現在は国家資格ではなく、日本卵子学会、日本臨床エンブリオロジスト学会、日本生殖医学会の三つの団体が認定しています。体外受精の増加とともに、胚培養士の果たす役割はさらに大きなものになっていくでしょう。私は、国際医療福祉大学大学院で胚培養士の教育に従事している立場から、安定した高い技術水準を確保するためにも、胚培養士は国家資格として育てていかなければならない段階に来ていると思います。

スクリーニング検査で不妊因子を調べる

さて、話を不妊治療に戻しましょう。

通う病院やクリニックを選んだら、不妊治療を始める前に不妊因子、つまり不妊症の原因の特定をします。それが「スクリーニング検査」です。

昔は不妊の原因は女性にあると考えられがちでしたが、既に述べた通り、これは全くの間違いです。男性因子と女性因子の比率は五分五分。不妊の原因を早期に明らかにするためには、男性と女性が同時に検査を開始することが大切です。

スクリーニング検査は採血によるホルモン検査や、排卵の有無を調べる超音波検査、子宮や卵管などの状態を調べる造影検査、射精された精子が子宮まで到達しているかを調べるフーナーテストや精子の状態を調べる精液検査などが含まれます。これによって、排卵・卵巣因子、卵管因子、男性因子のどれに不妊の原因があるのかを調べるのです。

男性側の検査は精液検査が中心です。女性の検査と違って痛みもなく、精液を持参すればその後は通院する必要もありません。まずは不妊専門クリニックや産婦人科を受診し、必要があれば泌尿器科を紹介してもらいましょう。検査の結果は体調やストレス等に左右されることがあるので、二〜三回検査を行うこともあります。その結果、精子の濃度や運動速度が低い、精子の数が少ないなどの問題が分かれば治療をします。治療にはホルモン剤や漢方薬などの投与のほか、ストレスなど精神的な問題があればカウンセリングを行います。

重度の男性不妊には外科手術を行うこともあります。精巣になんらかのトラブルがあり、精子が作られなかったり、作られていても運動率が低い「造精機能障害」の三人に一人にみられる「精索静脈瘤《せいさくじょうみゃくりゅう》」は、精巣からの静脈の血流が滞り、こぶ状に膨らむ病気です。血液がこぶで逆流して陰嚢《いんのう》があたたまり、精子がうまく作れなくなってしまうのです。この場合、精索静脈瘤を除去する手術が第一選択になります。手術ができない場合や軽度な場合は、人工授精や体外受精も視野に入れて治療をすることになります。

他にも、精液の中に精子がまったく見当たらない「無精子症」では、精巣の中で精子が作られているかどうかを調べるため、精子を探す治療（精巣内精子回収術）を行います。

女性は検査のためにも通院が必要

女性因子の検査は月経周期を考えながら進める必要があります。基礎体温における低温期にすべき検査もあれば、高温期にしかできない検査もあるため、スクリーニング検査が終了するまで数カ月かかることになります。万一、子宮卵管造影検査の結果卵管の癒着などの病変が考えられる場合には、入院して手術室で行う腹腔鏡検査・治療が必要となります。

主な検査は以下の通りです。

【卵巣を調べる】

■ホルモン検査（採血）

排卵や妊娠にかかわるホルモンの分泌を血液検査で調べます。排卵障害の原因や多嚢《たのう》胞《ほう》性卵巣症候群（卵胞の成長が途中で止まり、たくさんの小さな卵胞が卵巣内にとどまってしまう病気）などの病気が分かります。

最近、注目を集めているのはＡＭＨ（抗ミュラー管ホルモン）の検査です。ＡＭＨは発育卵胞から分泌されるホルモンで、年齢とともに卵子の数が少なくなると、ＡＭＨの値も下がります。そのためＡＭＨの値を見れば、卵巣年齢が推定できるとされているのです。それによって残っている卵子の数を推定し、今後の妊娠・出産のチャンスがどの程度残されているかを調べることができます。しかし、ＡＭＨ値は極端に高かったり低かったりしない限り、妊娠できないというわけではないので、数値に一喜一憂することは禁物です。体外受精で卵巣刺激を行う場合に参考になり、今回の保険適用でＡＭＨ検査も採用されたことは朗報です。

【子宮・卵巣を調べる】

■超音波検査

月経周期に合わせて一周期に数回行われる検査。子宮筋腫、卵巣腫瘍、子宮内膜の厚さ、卵胞の発育状態が分かるほか、卵胞のサイズから排卵日の予測や排卵の有無などを調べます。

【卵管を調べる】

■子宮卵管造影検査

子宮の形状や卵管がきちんと通っているかなどを調べる検査。子宮に造影剤を注入し、徐々に卵管へと流れる様子をX線画像でチェックします。この検査が卵管の通りを良くし、治療的な役割を果たすこともあります。卵管閉塞や癒着の有無も分かります。

■クラミジア検査

クラミジアは性感染症の一つで、炎症を起こして卵管を詰まらせてしまうことがあります。採血による抗体検査と内診時に採取した検体をＤＮＡ検査し、クラミジアに感染していないかを調べます。

■通水検査

カテーテルという細い管を使い、子宮から卵管に生理食塩水を注入し、水流を観察することで、卵管の通り具合を調べます。卵管の通りを良くする治療効果も期待できます。

【女性への検査で精子の状態を調べる】

■フーナーテスト

精子の状態を調べる検査ですが、検査の対象は女性です。

射精された精子が子宮まで到達しているかを調べます。排卵日の朝にセックスをして、当日に受診する必要があります。精子の数や運動性などの状態を調べることができます。

また女性の排卵時期のおりもの（頸管粘液）の状態も調べます。量が増え、糸を引くようなら良好です。

■抗精子抗体検査

フーナーテストで動いている精子（運動精子）が見当たらない場合、女性の身体に精子の動きを止めて受精を妨げてしまう「抗精子抗体」がある可能性があります。血液検査で抗体の有無を調べます。

これらの検査で不十分な場合は、内視鏡検査を行います。腹腔鏡検査では三ミリの細径の内視鏡を用い、子宮・卵巣・卵管や周囲の腹膜の状態をくまなく観察し癒着があれば剥離します。子宮鏡検査では子宮内腔（内側の空間）の癒着、子宮ポリープ、子宮筋腫、子宮内膜炎がないか調べます。子宮鏡検査、卵管鏡検査は日帰りですが、腹腔鏡検査では通常一泊の入院が必要です。腹腔鏡、子宮鏡、卵管鏡の三つの検査をいっぺんに実施するトリプルスコープを行う事もあります。

スクリーニング検査によって不妊因子が明らかになったら、治療を開始します。

不妊症はその原因により様々な治療法があります。治療法によって通院回数や入院の有無、薬物の副作用、保険適用か否かなど、患者さんの時間的負担、身体的負担、そして経済的負担が大きく異なります。重要なことは、患者さんに対して正しいインフォームド・コンセントを行い、それをもとに選択を決定していただくことです。

治療法の選択は、もちろん比較的簡便で患者さんに負担の少ないものから順に行うようにします。ただし、原因によっては最初から高度生殖医療技術の適応になるケースもあります。四〇歳以上からの不妊治療となれば尚更です。もちろん、治療を行ったからといって必ずしも妊娠という最終目標を達成できるとは限りません。特に女性の年齢が高くなるにつれて治療効果は残念ながら減少します。それに関してもやはりあらかじめきちんと説明し、理解をしていただいてから治療を始めることが大事だと思っています。

ライフスタイルの変化で増える子宮内膜症

最近、不妊の相談にくる方に増えている病気が「子宮内膜症」です。

第一章で述べたように、「子宮内膜症」は、本来子宮の内側にあるべき内膜が、子宮以外の場所に発生して増えていき、局所で出血したり痛みの原因となる物質を出したりする病気です。多くは骨盤内の腹膜や卵巣などにできます。

かつては大変珍しい病気でしたが、いまでは日本国内だけで推定二六〇万人とも言われるほど急増。出産年齢にあたる女性の五〜一〇%相当が「子宮内膜症」だと言われています。子宮内膜症で外来に来られる患者さんだけでなく、不妊の相談にくる患者さんを腹腔鏡で見ると、二人に一人は子宮内膜症です。

なぜ、こんなにも子宮内膜症が増えているのでしょうか。

子宮内膜症は、まだ発症のメカニズムが未解明なところが多いのですが、卵巣から分泌されるホルモンの一つである、エストロゲンに刺激される病気だと考えられています。

エストロゲンは、女性のからだをコントロールしているホルモンの一つです。このエストロゲンには子宮や子宮内膜を発達させる働きがあり、月経が規則的にきている期間、言い換えればエストロゲンが分泌されている期間が長いと子宮内膜症にかかりやすくなります。

つまり、子宮内膜症が増加の一途をたどっている最大の原因は、私たちのライフスタイルが変わり、初経（初潮）があってから初産を迎えるまでの期間が延び、エストロゲンが分泌されている期間が長くなったからだと考えられています。

妊娠中や授乳中、月経は一時的に止まりますから、何人も子どもを産んでいた時代には、エストロゲンの分泌されている期間は現代よりずっと少なくてすみました。また、昔は初経を迎える年齢は一六歳頃でしたが、食生活などのライフスタイルの変化からか、いまでは平均一二歳と言われています。初経を迎える年齢は下がる一方で、出産の年齢は上がりました。出産回数も少なくなり、閉経も遅くなっていますから、月経を経験する期間が格段に長くなっているのです。

仮に、三〇歳で初産を迎えるとしましょう。一二歳で初経を迎えているとすると、月経がある期間は一八年になります。

一方、一六歳で初経を迎え、三〇歳までに三人子どもを出産した場合はどうでしょうか。

一回の妊娠で月経が停止している期間は妊娠中・授乳中を合わせて約二年と言われているので、三人の出産で計六年。同じ三〇歳でも、月経がある期間が八年しかありません。つまり現代に三〇歳で初産を迎えた女性は、倍以上、月経期間にさらされていることになるのです。

子宮内膜症が進行すると、卵巣の病気である「チョコレート嚢腫」や、臓器同士の癒着を招くことがあります。

「チョコレート嚢腫」は、月経のたびに本来卵巣内にないはずの子宮内膜が増殖し、外に排出することができないため、どんどん溜まった結果、卵巣が固くなり膨らんでしまう病気です。これによって卵巣の機能が下がり、卵管を詰まらせるため妊娠の妨げになってしまうのです。

子宮内膜症は、不妊の主な原因の一つです。しかし、その逆も成り立ち、長期間妊娠しないでいると、エストロゲンにさらされている期間が長くなり、子宮内膜症が発症しやすくなるとも言えます。

例えば、男性側が不妊因子を持つカップルで、女性が妊娠できずにいるうちに子宮内膜症を発症して、女性も妊娠しにくい体になってしまうというケースもあります。子宮内膜症を根本から治すには、手術で子宮や卵巣を全て取り除くしかありません。ですが、それは最後の手段。妊娠を希望される方にはその選択肢はないので、ホルモン療法や子宮や卵巣を残して病巣のみを摘出する温存療法などを選ぶことになります。

子宮内膜症は妊娠とかかわりが深い病気ですが、だからと言って妊娠ができないわけではありません。中には出産できる方もいますし、不妊症治療の過程で受ける腹腔鏡検査で改善することもあります。これはお腹に小さな穴を開けて鉗子や内視鏡を入れ、実際にお腹の中をチェックする検査です。検査しながら子宮内膜症などを処置したり、卵管の癒着を解消できたりするので、術後の自然妊娠率は五〇％まで上がります。

発症年齢が下がっている子宮筋腫

女性側の不妊の原因になりうる「子宮筋腫」も、子宮内膜症と同じく、現代女性の月経期間が延び、子宮がエストロゲンにさらされる期間が増えた影響による疾患だと言われています。

子宮筋腫は三〇歳以上の女性の三人に一人は持っていると言われるくらい多い病気です。子宮は伸び縮みできる筋肉からできていることは第一章で述べましたが、子宮筋腫は子宮にできる筋肉のこぶのようなもの。昔は四〇代以上の女性が多く患っていたため、子宮全摘手術がよく行われていました。ところが、子宮筋腫は発症する年齢が低下しており、いざ妊娠しようという時に子宮筋腫が発見されることがとても増えています。一方で、妊娠・出産が子宮筋腫発生のリスクを下げるという報告もあるので、妊娠や出産をする年齢が上がれば、その前に子宮筋腫ができるケースも増えるということ。四〇代以上のお産を終えた女性の病気から、二〇代~三〇代の女性の病気になりつつあるとも言えるでしょう。

子宮筋腫の主な症状としては、月経困難症（生理痛）や過多月経が挙げられます。出血量が多く、貧血がひどくなることもあります。中には、筋腫があっても何の症状もない方もいます。

子宮筋腫が不妊の原因になるかどうかは、できる場所によります。

子宮筋腫はできる場所によって、粘膜下《ねんまくか》筋腫と筋層内《きんそうない》筋腫、漿膜下《しょうまくか》筋腫に分類されます。粘膜下筋腫は子宮の内腔に塊ができるもので、月経の出血量が多くなり痛みがひどくなりますし、受精卵が着床するのにも妨げになり、不妊症の原因にもなります。筋層内にできる筋腫も内腔に近かったり、大きくなったり、数多くできた時には月経困難症や過多月経を起こし、不妊の原因になると考えられています。それに対して、筋層内筋腫でも子宮の端に発育したものや、子宮の外側にできる漿膜下筋腫の場合は症状が少なく、不妊の原因にならないことが多いようです。

子宮筋腫が増えていても、必ずしも不妊症の原因にならないということは、筋腫を持ったまま妊娠される方も多いということ。必要な場合は事前に手術によって筋腫を摘出しますが、症状がない場合は経過を見ながら妊娠を継続します。ただし、子宮筋腫を合併した妊娠（子宮筋腫合併妊娠）のため、妊娠中に筋腫が痛み出したり、出産の折に多少難産になったりという問題も起こりうるので注意が必要です。

増える性感染症

さらに、不妊の原因として重要な病気の一つに「性感染症」があります。これはセックスで感染する病気の総称です。一時期、感染爆発が社会問題にもなった「ＨＩＶ（ヒト免疫不全ウイルス。エイズを引き起こす）」もその一つですが、不妊症の面から深刻な問題になっているのが日本の性感染症でもっとも多い「クラミジア」です。

クラミジアという病原体は、性交で感染するとまず子宮頸管（膣から子宮への入口）で炎症を起こします。ところが、この時は特に痛みもなく、ほとんどの方に自覚症状がありません。そのうちに病原体は子宮頸管から子宮、さらに卵管までたどりつき、卵管炎を起こします。炎症を起こした卵管は、腫れて通りが悪くなり、症状が進めば完全に詰まってしまいます。そうなると、卵子は出てこられなくなり精子と出会うことも叶わなくなります。さらに重症の場合は骨盤内や腹腔内へと感染が広がり、骨盤腹膜炎など重い病気を引き起こすことも少なくありません。

問題は、感染者数が非常に多いこと。一〇人に一人と言われるくらい蔓延《まんえん》しています。突出して多いのは二〇代前半の女性です。困ったことに、菌を持っていても症状がない人がほとんどで、いつどこで感染が広まるか分かりません。クラミジアが原因で不妊になる人も大勢います。卵管不妊の方では、かなりの割合がクラミジア感染症の罹患者です。

不妊治療としてはまず薬でクラミジアを叩いて、卵管の状態を検査し、腹腔鏡で癒着がないか調べ、ある場合には癒着部分を剥がす手術をします。それでも効果が出ない時には体外受精を行うことになります。

ただし、クラミジアに感染した方が全て不妊症になるわけではありません。妊婦さんの約五％がクラミジアに感染しています。とは言え、無事に妊娠したとしても流産や早産のもとになることもあり、出産の時に母子感染を起こすこともあるので細心の注意が必要です。新生児が産道でクラミジア菌に感染すると、結膜炎や中耳炎、肺炎を起こすこともあるからです。治療には、抗生物質を使用します。一〜四週間くらいで治るため、性感染症の中では比較的治りやすい方だと言っていいでしょう。

不妊の直接の原因にはなりませんが、他にも性感染症を引き起こす病原体として、ヘルペス・ウイルスや、子宮頸がんの原因と言われるヒトパピローマ・ウイルスなどがあります。いずれも、コンドームを正しく使うことが予防になります。

性感染症の治療は、必ずパートナーと同時に受けるのが鉄則です。

体外受精をはじめ不妊治療はどうしても女性の体の負担が大きいので、女性が主体で行うことだと考える男性もいるかもしれませんが、それは違います。これは私が声を大にして言いたいことでもあります。不妊治療はカップルで行うのが世界のスタンダードです。不妊治療にはうれしいことも、辛いこともあります。それをぜひ二人で乗り越えていただきたいと願っています。

第四章　不妊治療の現在地

不妊治療の基本ステップ

検査を終えると、いよいよ治療に入ります。この章では、検査を受けた後、どのようなプロセスを経ていくのかを説明していきましょう。

本書を手に取ってくださった方の中には、不妊治療の基本について知りたい方、不妊治療をこれから受ける方、現在治療中の方や医療従事者など、様々な立場の方がいらっしゃると思いますが、ここに挙げるのはあくまでも一般的な流れです。実際には、患者さんごとに原因が異なり、必要な治療法は変わります。さらに、患者さんやカップルの希望によっても、選択肢は変わってきます。丁寧な診察と問診によって、一人ひとりの患者さん、それぞれのカップルに合った多様な選択肢を提示し、「オーダーメイド」の治療をしていくのが望ましいと思います。

不妊に悩んでいるからといって、誰にでもすぐに人工授精や体外受精という治療法をとるわけではありません。外来ではまず、もし患者さんが「不妊治療＝体外受精」と考えているとしたら、その考えは改めてくださいとご説明しています。すでに述べたように、体外受精は女性側に身体的負担もかかりますし、検査や通院にかかる時間の負担も

図8. 不妊治療のステップ

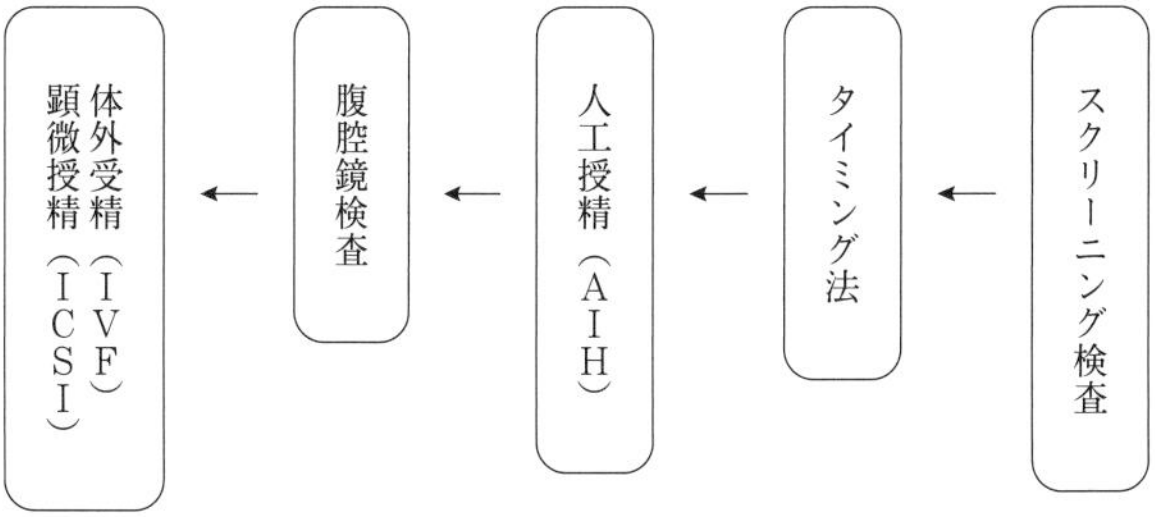

タイミング法＋人工授精の回数の目安は、女性の年齢により異なり、20代〜35歳未満：約12回、35歳以上40歳未満：約6回、40代：約3回となる。高度な治療からより基本的な治療にステップダウンをすることもある。

大きいためです。より自然な形で妊娠できるならば、それに越したことはありません。

私たちの病院では、まずは自然妊娠を目指します。その結果を見ながら徐々に治療法をステップアップするようにしています（図8）。

最初に行うタイミング法

まず、最初に行う治療法は「タイミング法」です。これは不妊治療でなくとも、赤ちゃんを望むほとんどのカップルがトライすると思います。基礎体温計で基礎体温を測り、それをグラフ化することで排卵日を探り、排卵日前後にセックスをするというもの。基礎体温は毎朝起床後のできるだけ同じ時間帯に、寝転がった姿勢のまま舌下で検温するのですが、測り方が悪いために正確に測れなかったり、基礎体温にばらつきがあったりするなど個人差があり、誰もが正確に排卵日を推測できるわけではありません。

排卵すると、基礎体温が上がります。従って、基礎体温が上がったことにより排卵したことはわかりますが、排卵の予知には使えません。「ルナルナ」などの妊活アプリは過去の基礎体温から排卵日を予測し、タイミングを知らせるものです。

病院では、より正確な排卵日を推測するため、超音波検査で卵胞の発育状況を確認したり、大きさを測ります。それらに加え、施設によっては血液検査を併用し、エストロゲンなどのホルモンの値を調べて排卵日を探ります。検査によって排卵日を正確にピンポイントで特定し、そのタイミングに合わせて、排卵日の当日ないし前日にセックスをするという手法です。必要に応じて、排卵誘発剤を使うこともあります。

タイミング法を六回ほど行っても妊娠をしなければ、より本格的な不妊治療に入っていくことになります。

代表的な不妊治療には、次の三つの方法があります。

①　人工授精（**ＡＩＨ：Artificial Insemination of Husband's semen**）

排卵日に合わせて、子宮に細い管を入れて濃縮した精子を直接注入する方法（図９）。

②　体外受精（**ＩＶＦ：In Vitro Fertilization**）

卵巣から採取した卵子と精子を体外で受精させ、受精卵を培養してから子宮内に戻す方法。

③　顕微授精（**ＩＣＳＩ：Intra-Cytoplasmic Sperm Injection**）

顕微鏡下で、一つの精子を卵子の中に直接注入して受精をはかる方法。

どれがどのような治療なのか、すぐにはイメージが湧きにくいかもしれませんが、いずれも妊娠の成立を補助する治療、つまり卵子と精子の受精を助ける治療だと思ってください。

第二章で説明しましたが、受精とはセックスによって膣内に放出されたたくさんの精

図9. 人工授精

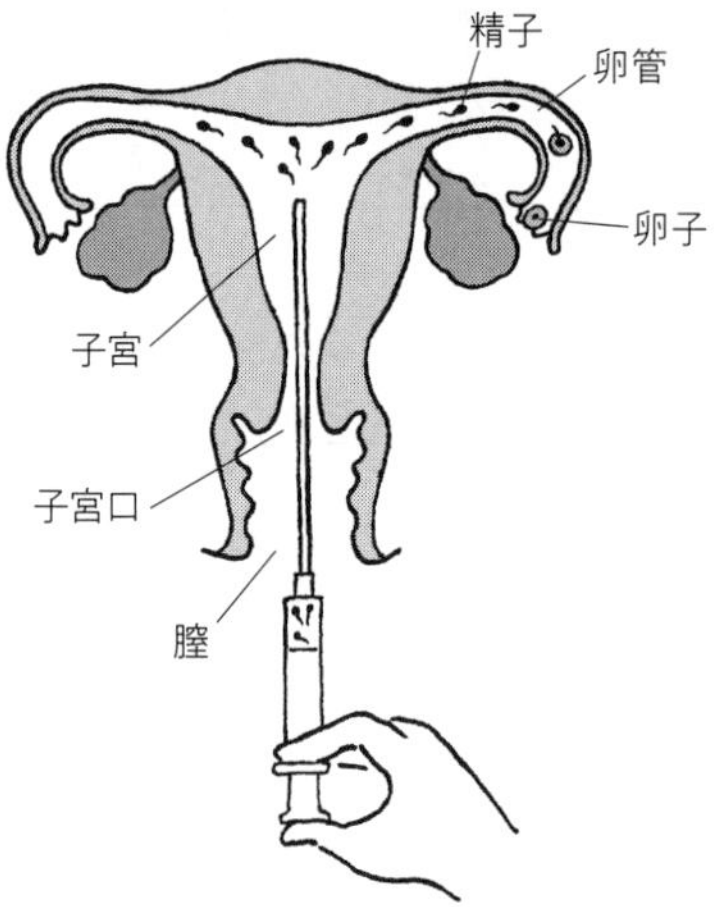

排卵に合わせて濃縮した精子を子宮内に注入する。

子の中から、卵子がその一つだけを受け入れることです。不妊にはこの受精がうまくいかないケースがたくさんあります。そこで、受精を成功させるにはどうすればよいか。卵子と精子を応援する方法がいくつも研究されてきました。

基本的にはより自然妊娠に近い方から人為的な方法へ、①→②→③の順にステップアップしていくことになります。

自然妊娠に近い人工授精

「人工授精」は、精子を採って洗浄

し濃縮、運動率の良いものを集めるなどの処理をした後、排卵日に細い管を使って子宮の奥に直接注入するという方法です。通常、精子はセックス時の射精によって膣から子宮を通り、卵管の中にいる卵子まで自力で泳いで向かいますが、この方法を用いると、その距離をショートカットし、セックスの時よりもより卵子に近い場所に精子を送り込むことができます。その後の受精や着床は体内で行われるため、最も自然妊娠に近い方法だと言えます。

人工授精＝ＡＩＨは、人工的に（Artificial）、精子を受精させる（Insemination）という意味。つまり、精子の働きを助ける方法と言えます。ちなみにＨはHusband's semenで夫の精液を意味します。ＩＵＩ（Intrauterine Insemination、子宮内授精の意）と言うこともあります。適しているのは、精子の数や運動性を測るフーナーテストの結果が不良で、通常のセックスでは卵管まで精子が届かないなど精子に問題がある場合や、男性では勃起や射精が不十分な方、女性の場合ではおりもの（頸管粘液）が少ない方が挙げられます。子宮の出口から出るおりものは精子をスムーズに移動させる役割を担っているため、人工授精をすれば、おりものが少なくても精子が卵子に到達する可能性があがり、妊娠に至るというわけです。

人工授精では男性の体への負担はほとんどありません。人工授精を実施する日の朝、射精して容器に精液を採ってもらうだけです。精子は暑さや寒さに弱いため、自宅から採取して持っていく場合は、持ち運びに気を付けて二時間以内に持参する必要があります。

女性にとっても、人工授精は肉体的には最も負担が少ない方法です。細い管で膣から子宮の中へ精子を注入するため、痛みも少なく、麻酔も入院も必要ありません。

タイミング法と人工授精の回数は、女性の年齢によって目安が異なります。二〇代～三五歳未満の場合はタイミング法と人工授精の回数をそれぞれ六回、計一二周期（一二回）が目安です。三五歳以上四〇歳未満の場合はタイミング法と人工授精の回数を合わせて計六周期（六回）、四〇代の場合は計三周期（三回）を目安としています。どの治療を何回行うかは、不妊の原因や女性の年齢によっても変わります。三五歳以上であれば、タイミング法と人工授精の回数を少なめにして、早めにより高度な治療に進むのが一般的です。

卵子のエイジングが進んでいない二〇代と、四〇代とでは治療方針も変わります。四〇代の場合は、時間との戦い。急ピッチで次のステップに進んだほうが良いのです。

人工授精をしても妊娠をしなかった場合は、自然妊娠の可能性を探るため腹腔鏡検査をするのが原則です。腹腔鏡検査は、妊娠しやすい環境を整える治療としても知られています。検査の内容については第三章で述べましたが、検査の際に卵管内を洗浄して卵管の詰まりを取り除けるので、卵子や精子が通りやすくなり、検査後三〜六カ月ほどは妊娠率が上がるため、この腹腔鏡検査・治療でほぼ五〇％の方が妊娠します。ただし腹腔鏡検査ができる施設は限られており、大多数の施設では人工授精の次のステップアップは生殖補助医療（ＡＲＴ）ということになります。

体外受精と顕微授精

人工授精の次のステップとして取り入れられているのが「体外受精」です。

医学用語では「ＩＶＦ」、つまり試験管内で（In Vitro）受精する（Fertilization）という意味。世界で初めて体外受精で生まれた子が「試験管ベビー」と呼ばれたのは、こ

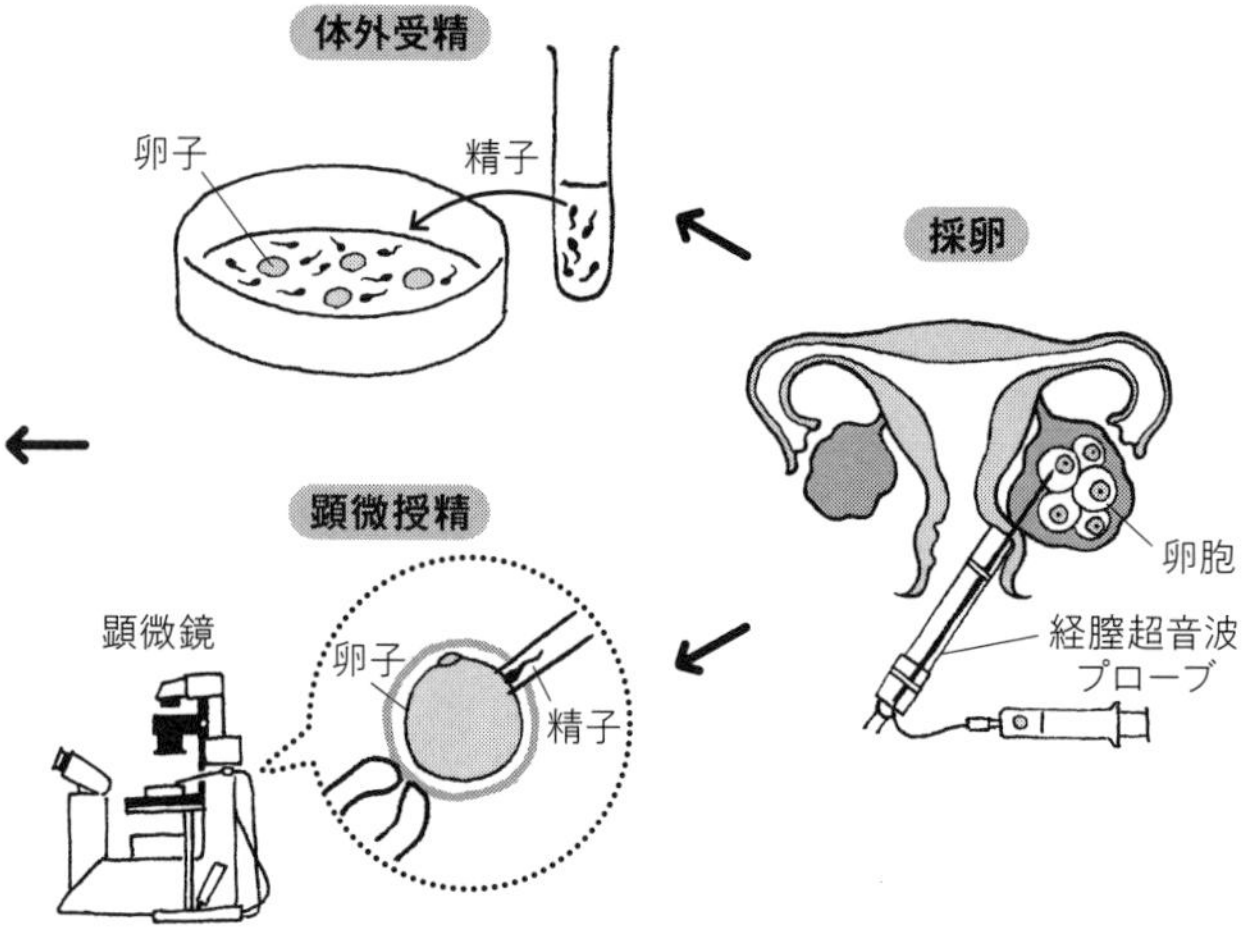

の言葉に由来しています。

体外受精は、女性と男性から卵子と精子を取り出し、胚培養士がシャーレなどで受精させ、培養してから子宮に戻すという方法です。排卵誘発剤などを用いて取り出した複数の卵子と、採取した精子を使い、シャーレの中で人工的に受精させ、受精卵になってから子宮に戻します。通常、卵子と精子が出会って受精をする場所である卵管に問題がある場合や、男性因子による不妊症の場合、重度の子宮内膜症などの場合に有効です。

さらに、体外受精の発展型が、「顕微授精（ＩＣＳＩ）」です。顕微授精は、

図10. 体外受精と顕微授精

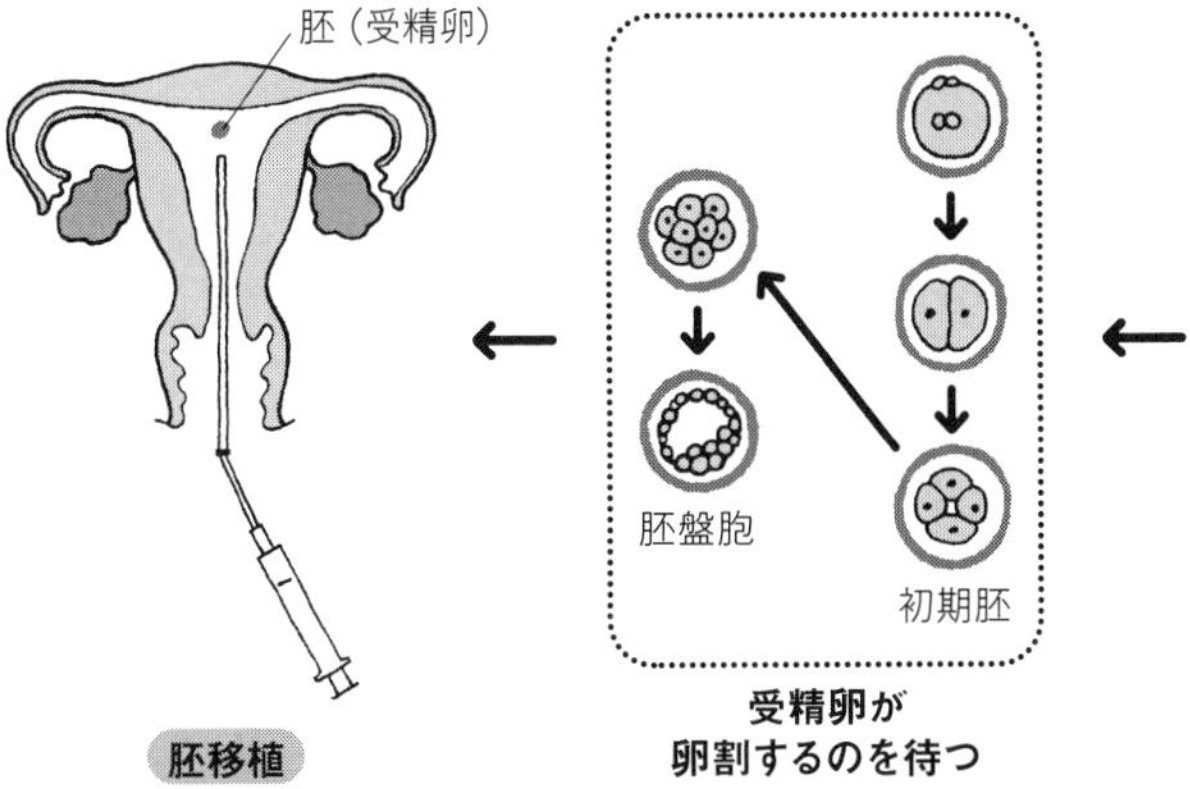

卵子の細胞質内（Intra-Cytoplasmic）に、精子（Sperm）を直接注入する（Injection）方法です。具体的には、顕微鏡のレンズで胚培養士が確認しながら細い針を刺して精子を卵子に注入して受精させます。

精子の数が極端に少なかったり、元気がなかったりする場合や、通常の体外受精ではうまく受精しない場合に行います。

体外受精と顕微授精は、体の奥にある卵子を取り出すため、女性の身体の負担は人工授精よりも大きくなりますが、妊娠率は上がります。人工授精による妊娠率が三～一〇％なのに対し、体外受精や顕微授精による妊娠率は二〇～三〇％。ただし、カップルの不妊原因や女性側の年齢、施設の技術力によって差が出るので、受診する施設の実績は、ホームページ等でよく確認することが大切です。二〇二二年四月から体外受精・顕微授精が保険適用になり、今まで以上に各施設の実績の公開が進むことが期待されます。

　卵子を採取するのは、精液を採るのとは訳が違います。お腹の奥の、卵巣にある卵子を取りだすわけですから並大抵の苦労ではありません。自然な状態では、毎回排卵日に排卵される卵子はたった一つです。けれど、体外受精や顕微授精をする場合、一つうまくいかなければおしまいというのでは困ります。そこで使用するのが「排卵誘発剤」です。

　排卵誘発剤を使うと、人為的に排卵するよう働きかけるため、ホルモンバランスが崩れるなど身体に大きな負担をかけます。使わない場合をローリスク・ローリターンとすれば、排卵誘発法はハイリスク・ハイリターンということもできます。

　排卵誘発剤には内服薬と注射剤があります。内服薬よりも注射剤のほうが排卵誘発効果は高いのですが、副作用が出やすくなるなど身体への負担も大きくなりますし、通院回数も増やす必要があるため、まず内服薬から試していきます。月経二日目より内服薬を服用し、月経六日目に受診し、続けて卵胞が十分に発達するまで薬を毎日あるいは一日おきに注射して、たくさん卵子を育てるのです。そして、卵巣から排卵される直前の卵子を、細い針を使って体外へ吸い出します。

　内服薬として日本で最も広く使われているのが「クロミッド®」です。内服薬は比較的副作用が軽いのですが、中には吐き気、頭痛、倦怠感やめまいの症状が出る方もいます。また何周期も連続して使用すると、おりもの（頸管粘液）の量が減る方もいます。基礎体温表を見て、妊娠しやすい高温期が短い黄体機能不全の患者さんや、五〜六周期治療しても妊娠に至らない患者さんは、注射剤へ変更するなど治療方針を再検討します。

　注射剤でよく使用されるものに、ＦＳＨ製剤がありますが（二〇六ページのコラム参照）、これは卵胞を育てる脳下垂体ホルモンであるＦＳＨと同じ作用を持つ薬剤を筋肉注射する方法です。医療機関で行われるだけでなく、在宅で自己注射するタイプもあります。排卵誘発効果は内服薬よりも高くなりますが、副作用として卵巣が膨れ上がり、お腹や胸に水がたまるなどの症状が起こる「卵巣過剰刺激症候群（ＯＨＳＳ）」をひき起こす可能性があるので、注意しなければなりません。

卵巣過剰刺激症候群、血栓症のリスク

先に述べたように、普段、卵胞は一個しか発育しないような仕組みが働いているのですが、排卵誘発剤（ＦＳＨ製剤）で卵巣を刺激した時は多数の卵胞が発育して卵巣過剰刺激症候群になりやすい状態になります。これを予防するために、使用量に注意をはらって、排卵誘発中に卵胞の大きさを超音波でモニターに映し観察していきます。ＦＳＨ製剤は人により感受性が異なります。そのため安全を考え、最初は少量から開始し、反応を見ながら量や期間を加減しなければなりません。

卵巣過剰刺激症候群になると、安静にするだけで改善する場合もあれば、入院管理が必要になることもあります。きわめて重症の場合は胸水や腹水がたまり、腹痛、呼吸困難の症状を起こすことまであります。

さらに悪化すると、ひどい血液濃縮などを起こして「血栓症」をひき起こします。

欧米の教科書には昔から、ＦＳＨ製剤の使用によって血液濃縮などをきたして血栓症

を起こし、生命にかかわることがあると記載されていましたが、人種差があり日本人には起こりにくいものと考えられてきました。三〇年前からＦＳＨ製剤はありましたが、日本では卵巣過剰刺激症候群が起こることはあっても、重症化して血栓症を起こし、生命にかかわるような事例はほとんどなかったからです。

　ところが、最近は生活の欧米化等の影響もあるのでしょうか、排卵誘発剤の使用による血栓症も稀な病気ではなくなっています。

　前述のように、卵巣過剰刺激症候群の予防のためには排卵誘発剤の使用量に注意し、排卵誘発中には卵胞の大きさを超音波でモニターするほか、全身の健康にも注意をはらう必要があります。また、もし排卵誘発中に、患者さんに下腹部の不快感、ふくらんだ感じ、下腹部痛などの症状があった時には来院し、超音波検査等を受けてもらいます。重篤な副作用を防ぐためには、少し早めに排卵を促す薬剤を使用したり、場合によっては排卵を断念しなければなりません。せっかく卵胞を発育させておきながら中断するのは残念至極ですが、健康を損なう可能性がある以上、医師、患者双方の理解のもと、中断という選択肢もありえるのです。

もちろんなるべく負担の少ない排卵誘発法が研究されていますし、きちんとした治療を受ければ危険は最小限ですみます。けれど、これだけの無理を強いる訳ですから、体に良いことではないし、何度もすべきことではないと考えるのももっともです。

戻す胚を一個にする理由

また、かつては排卵誘発剤を使って得られた受精卵を移植すると、三つ子、四つ子などの多胎妊娠になる問題もありましたが、現在では凍結技術が進み移植胚数は原則一個となり、多胎妊娠の割合は抑えられるようになっています。

歴史的なことを言いますと、現在の体外受精では受精後五日ほどかけて成長した胚盤胞と呼ばれる段階の胚（受精卵）を子宮に戻すのに対し、かつては得られた複数の受精卵を、まだ四分割や八分割の段階の、充分に育っていない状態でほとんど全て移植していた時期がありました。胚を育てる技術が向上し、胚盤胞にまで育った胚を子宮に戻したほうが着床率が上がることが分かると、今度は多胎妊娠の問題が大きくなりました。

その後、特に発育の良い胚を三個以内、子宮へ戻していた時期もありました。それでも双子や三つ子が生まれることが多く、母体にも胎児にも負担がかかるため、二〇〇八年以降は移植胚数を原則一個に限るようになったのです。複数個の胚を移植することは、妊娠率を多少上げる可能性はありますが、妊娠した場合の多胎妊娠率は極めて高くなります。多胎妊娠は母体への負担が大きいことはもちろん、早産により低出生体重児が生まれる可能性が高く、その予防のためにも、戻す胚は一つにする必要があるのです。

精子に運動能力の良いものと悪いものがあるように、胚にも発育の良し悪しがあります。それは胚の分裂の様子でわかります。

受精卵がどのように分裂していくのかをご存知ですか。ウニやカエルなど見た目にもわかりやすい動物の受精卵を使って「卵割」を図解している理科の教科書を思い出してみてください（一一三ページ図10参照）。受精時はたった一つの細胞だったものが分裂を繰り返し、二つ、四つ、と細胞が増えて次第に分化し心臓や手足ができてきます。

不妊治療で採取した卵子の中には、受精後、通常のスピードで分割が進むものもあれば、他の卵が八分割になっているときに二分割のまま止まってしまうものもあります。

受精卵にも成長する能力に差があるのです。

その能力差を見越して、まず卵子を一〇個採取します。そのうち九個が受精に成功したとしましょう。さらにその中で、ちゃんと卵が分割して育つのが七個くらい、という具合なので、数に余裕を持たせて受精卵を用意しようとするのが一般的です。


子宮の中で受精卵が自分の居場所を決めて、そこへ腰を落ち着ければ着床が完了。あとは、その胚が順調に胎児へと育っていくのを見守ります。

この段階までくると、受精卵（胚）が子宮の中で発育を始める訳ですから、患者さんたちの期待は高まります。しかし、一回で妊娠が成立する方ばかりではありません。こういう過程を、場合によっては何回も繰り返します。精神的にも身体的にも、並大抵のことではありません。並大抵のことではないけれども、それでも頑張って子どもを産みたい、という患者さんの気持ちに我々は寄り添っています。

こうしたプロセスを経て行われる体外受精の国内での治療件数は、二〇一九年の一年間で四五万八一〇一件でした。これは前年より約三二〇〇件増えた数字です。二〇二二年四月からの体外受精を含む不妊治療の保険適用によって、この数字はさらに増えるでしょう。

現在、最も一般的な体外受精は、凍結胚移植（FET：Frozen Embryo Transfer）です。体外受精や顕微授精の際にできた受精卵を凍結し、のちの周期で一個ずつ子宮に戻していくという方法です。年々凍結胚移植が増えており、現在の体外受精の九〇％に迫っています（一六三ページ図12参照）。

どこまで治療するか

医療がずいぶん発達し、いろんなことができるようになりました。

治療で妊娠する可能性が拡がったということは、逆にいうと治療しないという選択をしにくくしているかもしれません。つらい治療も「まだ見ぬわが子のため」と思うと苦にならない、という方も大勢いらっしゃいますが、不妊治療には身体的な負担だけでなく、経済的な負担、優先して時間を割かなければならない負担もあります。どこまで治療するかは自分たちで線引きしなければいけません。

不妊治療をどんなに頑張ってもどうしても妊娠できない方もいらっしゃいます。産婦人科医として一番辛いのは、子どもが欲しいと思っている方に「できません」と告げなければならない時です。身体的に子宮や膣がないあるいは卵巣に卵子がないケースなどは、通常の治療では妊娠することはできません。しかも、これがわかるのは思春期の方に多い。なかなか初経（初潮）がこない理由を診てほしい、と診察を受けに来て発見される場合です。これをお伝えするのは辛いものです。それから、流産です。長年不妊に悩んでいろんな治療法を試して、体外受精までしてようやく妊娠し、その子どもが生まれる日を指折り数えて待っていた人が流産してしまう。これは医師の私もいたたまれない思いです。二回、三回と流産を経験した方の流産率は二〇％以上とされています。かなりの高確率です。しかも四〇代の流産率が高い。最近は四〇代で子どもを欲しいと思う人が増えているため、頑張れば頑張るだけ、流産も増える傾向にあると言えます。同じ方が何回も立て続けに流産すると、本当に苦しいものです。

長年不妊治療を頑張って続けてきた方に「あきらめなさい」とはとても言えません。ただ、治療をしない、あるいはステップダウンといって高度な生殖補助医療からより簡便で負担の少ない治療に切り替えるという選択肢もあるんだということを覚えておいていただきたいとは思っています。

「どこまで治療するか」の線引きが難しいのは、治療をやめることが「子どもをあきらめる」という挫折感・罪悪感をともなうから、とも言えます。

同じ四〇歳の方でも、置かれている状況は人によって全然違います。「最近結婚したので、今から子どもが欲しいのですが」と言う人には、「それじゃあ早いうちに頑張りましょう」と申し上げますが、三〇歳くらいからずっと不妊治療を続けてきて、体外受精を何度も経験し、それでも子どもができる兆しがない、という人の場合には、同じ四〇歳でも「これを一つのきっかけにして、治療のステップダウンや、子どものない人生を考えてみてもいいんじゃないでしょうか」とお話しすることはあります。いずれにしても、どういう治療をどこまで受けるのか、という決断をするのは患者さんたちにしかできません。このことは肝に銘じておいていただきたいと思います。

【コラム】不妊治療の現場から2

一〇年にわたる不妊治療にけじめをつけた女性

これまで多くの不妊治療の患者さんをそばで見てきた私ですが、特に印象に残っている患者さんの一人が、Oさんです。彼女が初めて私の診療室を訪ねてこられたのは、二〇〇九年のこと。彼女は三九歳で、子宮の病気を抱えながら不妊治療を始めてすでに五年ほどが経っていました。

「先生、とにかく全部調べてください。何ができて何ができないのか、全部教えてください」

彼女の言葉には切実な思いが込められていました。

そもそもOさんが、子宮に病気があることに気づいたのは二七歳の時でした。もともと生理周期が不規則で、生理が始まると腹痛に悩まされ、出血量も多かったそうです。それでも元気だったため、多くの若い女性と同じく「みんなそんなものだろうな」と、あまり気にしていなかったのです。ところが、仕事が忙しくなった二〇代後半に入った頃から腹痛や腰痛を繰り返すようになり、体調がいい日は一カ月の間に数えるほどに。見かねた知人から婦人科の受診を勧められ、生まれて初めて婦人科を受診したところ異変が見つかりました。

　子宮内膜症があり、子宮そのものも周囲の臓器を圧迫するほど腫れていることが判明したのです。担当医からは「あと二〜三年で子宮を全摘しなければいけなくなるかもしれない。子どもを産めなくなりますよ」と告げられ、驚いたＯさん。子宮内膜症の進行を止めるため、ホルモン療法をすぐに始めたものの、Ｏさんにはこれまでにない大きな仕事が目の前に控えていたため、治療を取るか仕事を取るか迷った末、仕事を選択したそうです。結婚も妊娠・出産もまだまだ先だと感じていた二〇代の彼女にとっては、それが自然な選択だったのでしょう。

　その後も子宮の病気は悪化の一途をたどり、相変わらず腹痛には苦しみ続けていたＯさんでしたが、鎮痛剤や漢方薬を飲んだり、仕事と生理が重ならないよう、低用量ピルを飲んで調整したり、対症療法で乗り切っていたそうです。そんなＯさんが現実的に妊娠・出産を考えるようになったのは、三四歳を目前に結婚したときでした。相手の男性に子宮に病気があること、子どもは望めないかもしれないことを伝えたところ、それを受け止めた上で「数％でも可能性があるなら、一緒に頑張ろう」と励まされたそうです。そこから、二人三脚での不妊治療がスタートしたものの、なかなか妊娠しないということで、私を訪ねてこられたのです。

山王病院での検査の結果、難治性の子宮腺筋症と子宮筋腫、さらに子宮内膜症を合併していることがわかりました。子宮が変形して内側の空間が狭くなってしまっていたため、なかなか妊娠ができなかったようでした。その際、Ｏさんに卵子はエイジングすること、女性の年齢が上がると妊娠できる可能性が低くなることをお話ししたのですが、「そんな話、初めて聞きました」と、かなり驚かれた様子でした。

このままの子宮の状態では妊娠が難しいと考え、最初の二～三カ月は子宮を妊娠しやすい環境に整えるホルモン療法から始めました。胚移植はそれから始めました。ところが、子宮の状態が思った以上に悪化しており、仕事中に激痛に見舞われたり、ショッピングモールのエスカレーターでうずくまったりするようになりました。そこで、彼女は休業を決意。病気の治療と不妊治療に専念することを決心したのです。

仕事に影響があるから、とひたすら避けてきた手術にも踏み切りました。その手術は、子宮腺筋症と子宮筋腫をできる限り切除し、変形してしまった子宮の形を整えるというものでしたが、復帰した後の仕事に影響が出ないように切開は最小限にとどめましょう、ということで腹腔鏡を使って行いました。

子宮に「ごくろうさま」

無事に手術が成功したことに加え、休業したことで気持ちに余裕も生まれたのでしょう。この頃のＯさんは不妊治療にも子宮の病気の治療にも、それまで以上に前向きに取り組んでいるように見えました。ほどなく体外受精をして子宮に戻した受精卵が無事に着床し、「妊娠」が成立しました。受精卵の頃から慈《いつく》しんでいた大切な命です。胎嚢が見えて、心拍が確認できた時の、Ｏさんとご主人の喜びは計り知れないものだったと思います。ところが、残念ながらその小さな命は安定期を迎えることができませんでした。その後も、何度か妊娠には成功したものの、どの命も続くことはなかったのです。流産を繰り返す悲しみは、さぞかし耐え難いものだったはずです。

ある日、Ｏさんから治療をやめることを打ち明けられました。ご自分とご主人の受精卵に望みをかけて、海外で代理母による出産を試みたい、と。自分の子宮で命を育むことにこだわり続けても、病気が進行するかもしれないし、妊娠もできず、受精卵も無駄になるかもしれないから、とのことでした。ご夫婦で考えた末の結論でした。Ｏさんは四五歳になっていました。子宮腺筋症の根治のため腹腔鏡下子宮全摘手術後、心の中でそっと自分の子宮に「ごくろうさま」と伝えたとお聞きしました。

一〇年以上に及ぶ不妊治療を終えたＯさんは気持ちを切り替え、一から体を作り直して仕事に復帰。現在もそれまで以上に活躍していらっしゃいます。残念ながら、海外の代理母の元へ送り出した凍結受精卵が実を結ぶことはなかったそうですが、子宮全摘の手術をした後は、体は絶好調だとか。ご主人とはお互いに納得して別々の道を歩むことになったそうですが、常に自分の人生を自分の決断で選択してきた彼女のこと。これからも、どんな時も前を向いて生きていくでしょう。

実はこのOさんとは、シンガーソングライターの大黒摩季さんのことです。

五〇歳を超えてもなおステージで輝き続ける彼女は、活動再開後に新曲をリリースしました。

「生まれ変わっても　私はわたしを生きたい　いつかそう思えるように　My Will 生きてゆこう」（『My Will～世界は変えられなくても～』）と綴ったその歌にはきっと、様々な経験を経た彼女の本心が込められているのでしょう。大黒さんはきっと、ご自分の経験を糧《かて》に、これからも多くの人たちを励まし、勇気づける歌を歌い続けてくれることだろうと信じています。

第五章　生殖医療の最前線

生殖補助医療における新しい動き

生殖医療の技術革新には目覚ましいものがあります。

第一章で、生殖補助医療は体外受精や顕微授精など、卵子または受精卵（胚）の操作を必要とする生殖技術だと述べましたが、この半世紀の大きな変化として、一九七八年に誕生した体外受精技術に代表される「受精」＝卵子と精子を出会わせる研究と、「着床」＝子宮内膜の研究の二つの流れを挙げられると思います。

特にこの二〇年ほどの間の大きな成果として挙げられるのが、これまで「ブラックボックス」と言われるほど未知の領域だった子宮内膜の研究が盛んになったことでしょう。

みなさんは「難治性不妊」をご存知でしょうか。明確な定義はありませんが、一般的には体外受精で得られた良好な受精卵（胚）を何度移植しても着床しない、妊娠が成立しない、という場合を指します。

培養した受精卵の中から最も質の高い胚（良好胚）の移植を三回、かつ四個以上移植しても妊娠しない場合を「反復着床不全」と診断しています。四〇歳未満の人が体外受精をした場合、良好胚を四回以上移植すると八〇％以上が妊娠するため、そういう基準が生まれたのです。

一般的に、流産を二回以上繰り返した場合は「反復流産」、三回以上繰り返した場合は「習慣流産」と定義されているので、その名称でご存知の方もいらっしゃるでしょう。

難治性不妊の原因は大きく分けて二つ。着床する子宮内膜の側に問題がある場合と受精卵（胚）の側に問題がある場合です。

近年の新しい動きである子宮内膜の研究が進んだことと、受精卵を移植する前に検査する着床前診断（ＰＧＴ－Ａ：着床前胚染色体異数性検査）が条件付きで認められるようになってきたことで、難治性不妊で悩んでいる人たちにも光明が見えてきています。従来であれば妊娠するのが難しかったカップルであっても妊娠が成立する確率が高まってきているのです。

解明されてきた子宮内膜の機能

まずは、子宮内膜に関する話をしましょう。

子宮内膜とは子宮の内側を覆っている薄い膜のことです。これまで見てきたように、卵子と精子が受精しても、子宮内膜に受精卵が着床し、胎児へと成長していかなければ妊娠は成立しません。

子宮内膜は、成熟した卵胞から卵胞ホルモン（エストロゲン）が分泌されると、その働きによって分厚くなっていきます。そして、卵巣から成熟した卵子が排出された後は、排卵後の卵胞が変化した黄体から分泌される黄体ホルモン（プロゲステロン）の働きによって、受精卵が着床しやすいように、さらにやわらかく変化していきます。受精卵が来て着床しなければ経血となって剝がれ落ちます。

このように子宮内膜は妊娠が成立する上で重要な役割を担っているわけですが、その詳細はわからないことが多く、研究者の間でも長らくブラックボックスのように考えられてきました。例えば、卵子と精子は顕微鏡下で受精させ、成長していく過程を直接観察できますが、胚を体内に戻したあとどのように着床して胎児になっていくかを直接見ることはできません。そのため、何が着床に必要不可欠な条件で、何が着床を妨げる原因となるのか、そのメカニズムはいまだに分かっていないことが多いのです。

ところが、この二〇年ほどの間に子宮内膜に関する研究が盛んになり、内膜の状態や病気の有無などを調べる検査法、内膜の状態を改善して妊娠率を高める可能性のある治療法が次々に登場しています。

残念ながら、これから挙げる新規検査や治療法については、二〇二二年四月の時点では保険適用の対象にはなっていません。

ただし、後に説明する先進医療の対象に認定されたものについては、保険治療と併用することができます。

着床しやすいタイミングを探る――ＥＲＡ検査

「着床の窓」という言葉があります。子宮内膜が受精卵を受け入れるために適した状態になっているタイミングを指す言葉で、着床の〝窓〟が開いている時にしか受精卵は着床できません。そのため、胚移植を行う時期と着床の窓が開く時期にズレがあると着床不全の原因となると考えられており、〝窓〟の状態を知るための検査が「ＥＲＡ《エラ》検査（子宮内膜着床能検査）」です。より正しい言い方として「子宮内膜着床期遺伝子発現検査」とも呼ばれます。ＥＲＡとは子宮内膜（Endometrial）が着床しやすい受容期（Receptivity）に出現する遺伝子配列を検査する（Analysis）ことを指し、子宮内膜に受精卵が着床しやすいタイミングはいつなのかを確認する検査です。

ＥＲＡ検査では、次世代シークエンサーを使い、メッセンジャーＲＮＡ（ｍＲＮＡ）を構成する塩基の配列を解読し、検査時点で着床しやすい受容期か、そうでない非受容期かを判定します。胚の移植を検討している時期と子宮内膜の着床しやすいタイミングにズレがあることがわかれば、そのタイミングを見計らった上で、最適な時期に胚を移植し、妊娠成立の可能性を高めることができるというわけです。

ＥＲＡ検査はすでに全世界で行われていますが、これまで検査を受けた患者の二六％で受精卵が着床しようとしていた時期と子宮内膜が着床しやすいタイミングとのズレがあったことが報告されています。

子宮内の細菌の感染を調べる――ＡＬＩＣＥ検査

子宮内膜に関する研究が進んだことでいろんなことがわかってきたわけですが、その一つが、子宮内にいる細菌やウイルスの存在です。長年、子宮には細菌やウイルスはいない、と考えられていたため、この発見は驚きをもって受け止められました。

細菌による感染症の中でも、子宮内膜の局所的な炎症が持続的に起こる「慢性子宮内膜炎」が着床不全や妊娠初期の流産の原因の一つになると考えられています。

しかし、あまり自覚症状がないため、一般婦人科では診断されないことがほとんどです。症状があったとしても、軽い腹痛や性交痛、少量の性器出血があるくらいです。

子宮内膜は、大きく分けて月経の時に剝がれ落ちる機能層と剝がれ落ちない基底層とで構成されています。慢性子宮内膜炎は、細菌が月経では剝がれない子宮内膜の基底層にまで侵入し、感染が起きているため、自然には治りません。

慢性子宮内膜炎の診断には、形質細胞の増加の有無を調べるＣＤ１３８免疫組織染色がおすすめですが、感染症を起こす原因となったと考えられる細菌（起炎菌）の有無を調べるのが「ＡＬＩＣＥ《アリス》検査（感染性慢性子宮内膜炎検査）」です。ＡＬＩＣＥとは、「Analysis of Infectious Chronic Endometritis」の略で、感染性（Infectious）の慢性子宮内膜炎（ＣＥ：Chronic Endometritis）を検査する（Analysis）という意味です。

検査結果で慢性子宮内膜炎だと診断されれば、抗菌薬を服用します。抗菌薬の内服後、約八〇％の方が改善すると言われています。

抗菌薬によって炎症を改善してから胚移植をすれば、妊娠率は上がります。

子宮内フローラの数値を調べる――EMMA検査

一時期、腸内フローラ（腸内細菌叢《さいきんそう》）という言葉が流行《はや》りましたが、実は子宮内膜にもフローラが存在することが分かってきました。

私たちの身体には腸内をはじめ、皮膚や口の中などに、様々な菌が棲みついています。特に腸内に棲んでいる細菌は、菌種ごとの塊となって腸の壁に隙間《すきま》なくびっしりと張り付いています。顕微鏡で覗《のぞ》くと、この状態が品種ごとに咲く花畑（フローラ）のように見えることから、腸内フローラと呼ばれるようになりました。腸内フローラは、消化できない食べ物を身体によい栄養物質へ作りかえたり、腸内の免疫細胞を活発化し、病原菌などから体を守ったり、健康を維持したりする働きを持っています。

同じように、子宮内にも、善玉菌（ラクトバチルス属の細菌）が豊富に存在しており、子宮内フローラを構成しています。この善玉菌が膣内でつくる乳酸には、雑菌の増殖を防いだり、様々な病原体の繁殖を予防・死滅させる効果があると考えられています。

さらに子宮内フローラの研究が進むと、この善玉菌の比率が下がるほど着床障害の原因になることがわかってきました。

胚移植の前に子宮内膜のフローラを調べる検査が「ＥＭＭＡ検査（子宮内膜マイクロバイオーム検査）」です。

ＥＭＭＡとは、子宮内膜（Endometrial）にある微生物叢（Microbiome）のＤＮＡを一挙に調べるメタゲノム解析（Metagenomic Analysis）を行うことを意味します。マイクロバイオームとは、ヒトの身体に共生する微生物の総体のことで、ここでは子宮内フローラの微生物を指します。

子宮内と同様に、膣内にもフローラがあるため、より簡易的な膣内細菌培養検査を実施している施設もあります。

ＥＭＭＡ検査で子宮内の細菌環境が乱れていることがわかった場合には、善玉菌の増殖を促す効果があると考えられている、「ラクトフェリン」というサプリメントを飲むことが推奨されています。さらに、最近では膣座薬も検討されています。胚の移植前に子宮内フローラのバランスを整えておくことで、妊娠率が高まることが期待できるというわけです。

私が在籍する山王病院でERA検査を始めたのは二〇一五年頃。ALICEとEMMAの検査・治療が行われるようになったのも五～六年前からだったと記憶しています。そう考えると、この一〇年で子宮内膜に原因がある難治性不妊をめぐる状況は大きく改善したと言えるのではないでしょうか。

子宮内膜の状態を改善するPRP療法

先に述べたように、受精卵は着床する際にふかふかのベッドを好みます。つまり子宮内膜にある程度の厚みがないと着床しなかったり、一旦着床しても途中で流産してしまったりすることがわかっています。

子宮内膜の着床期の理想的な厚さは一五ミリ前後といわれていますが、不妊治療を受ける三五歳～四〇代の方は、それよりも薄いことが多く、一〇ミリを目標とします。ギリギリ八ミリを超えればよしとしますが、七ミリ未満では妊娠の成績がよくないことがわかっています。

第一章で述べた通り、近年の子宮内膜に関する研究によって、女性は年齢が上がるほど子宮内膜が薄くなる（菲《ひ》薄化《はくか》）傾向が見られることがわかってきました。子宮という臓器そのものはエイジングの影響はあまり受けない方ではありますが、子宮内膜の厚さに関してはエイジングと子宮に対する外的なストレスの影響を受けると言わざるを得ません。

薄くなった子宮内膜の治療として、二〇一八年から臨床研究をスタートしているのが「PRP療法（Platelet Rich Plasma＝多血小板血漿《たけつしょうばんけっしょう》療法）」です。子宮内膜が十分に厚くならない（七ミリ以下）患者さんの子宮内膜を厚くし、妊娠率を改善させる効果を期待されている新しい治療法です。

たとえば、指を切ってしまったとき、傷がふさがってかさぶたとなり、やがて元通りに治った経験は誰しもあると思います。この治癒の過程には、血液の中に含まれる血小板の働きが重要な役割を果たしています。血小板は、傷ついた組織の修復を促進する物質（成長因子等）を供給し、傷んだ組織を元通りに直そうとする働きを持っているのです。つまりＰＲＰは、自分で自分を治す「自己治癒力」を高め、手助けする治療法と言えます。

　ＰＲＰとは、採血し、血液を遠心分離して得られる自己血小板を濃縮した多血小板血漿（血漿とは血液に含まれる液体成分。血液の五五％を占める）のことです。これを自分の身体の傷んだ部分などに注射し、血小板が活性化されると、止血をはじめ早期治癒や痛みを軽減するなどの効果をもたらし、創傷治療や細胞組織の活性化が可能になります。子宮に投与した場合、子宮内膜を厚くする、あるいは環境を改善するという報告が世界各地から出始めました。

　ＰＲＰ療法は子宮内膜に限らず、膝や肘など、人間の体のいろんな場所に有効なため、ヨーロッパやアメリカではすでに一般的な治療法として取り入れられています。

　日本ではこれまであまり知られていなかったＰＲＰ療法ですが、ある方が受けたことがきっかけで広く知られるようになりました。それは二〇二一年、アメリカの大リーグで〝リアル二刀流〟として大活躍した大谷翔平選手です。

　投手としても活躍していた大谷選手は二〇一八年のシーズン半ばに肘を故障してしま

いました。ところが、打者としてはわずか一カ月後、投手としても三カ月後にマウンドに復帰。その回復の早さに誰もが驚かされました。実は、その時に使用されたのがＰＲＰ療法だったのです。

その後、大谷選手は改めて手術を受けましたが、術後にもＰＲＰ療法が使用されたようです。患者さんにＰＲＰ療法を説明する際、大谷選手の肘の治療を引き合いに出すことで、理解が進むことが多く、大谷選手とその活躍に感謝しております。

このようにスポーツ医学や整形外科、あとは歯科のインプラントなど、さまざまな領域で使われるようになったＰＲＰ療法ですが、再生医療のひとつと認定されているため、再生医療等安全性確保法にのっとって実施する必要があり、産婦人科領域ではさまざまな壁があって、なかなか応用が進んでいませんでした。それらの壁をクリアし、二〇一八年に産婦人科領域において国内で初めてＰＲＰ療法の臨床研究実施に漕ぎ着けたのが、私が在籍する山王病院です。

反復着床不全などの難治性不妊の人に行うＰＲＰ療法では、患者さん自身の血液から抽出した血小板そのものを子宮内に注入します。すると子宮内膜が厚くなるだけでなく、それほど厚くならない場合でも妊娠する人がいることがわかってきました。受精卵が着床するために必要な、何か他の作用がPRP療法によって期待できるということも、この研究からわかったことの一つです。

現在、子宮内膜に対するPRP療法は山王病院だけでなく、国内二〇施設以上で実施されています（産婦人科PRP研究会ホームページ参照）。さらに、PRP療法に類似する治療法として、近年注目を集めているPFC－FD療法についてもご説明しておきましょう。

PFC－FD（Platelet-Derived Factor Concentrate Freeze Dry）療法では、PRP療法と同様に血小板から、傷を治してくれる様々な増殖因子、成長因子を抽出・濃縮して凍結乾燥（フリーズドライ）したものを患部に注射します。PRPを用いる場合は治療を行うその場で採血、調製して使用するのに対して、PFC－FDは事前に採血して全国どこからでも、PFC－FDに関する特許を有するセルソース社に送り、作製してもらうことができます。パウダー状に調製され六カ月ほどは保存がきくため使い勝手がよいと言われています。また、PRPが再生医療法で規定されており、認可を受けた施設でしか作製、使用できないのに対して、ＰＦＣ－ＦＤは再生医療に該当しないため、規制の外にあり比較的自由に使用できると考えられます。ただしＰＲＰは臨床成績がしっかりしていますが、ＰＦＣ－ＦＤは個々のクリニック等で施行されているだけで、有効性が証明されるには段階を踏む必要があり、もう少し時間がかかりそうです。

ＰＲＰ療法の卵巣機能への応用

生殖医療の領域では、子宮内膜から再生医療の応用が開始されましたが、もう一つ大事な応用が始まろうとしています。それは、卵巣機能への応用です。

きっかけは、不妊外来で私のもとを訪れたある患者さんとの会話でした。四五歳の患者さんで、何回か胚を移植して成功しないため、ＰＲＰの子宮内投与を行った上で、胚移植をしました。残念ながら着床せず、次の周期に再び採卵を行いました。すると、

「今まで今回ほど卵胞が多数育ち、採卵がたくさんできたことはありません。子宮に入れてもらったＰＲＰの影響でしょうか？」

と尋ねられたのです。確かに子宮と卵巣は近接し血管のネットワークもあるのでＰＲ

Ｐの作用が子宮を経て卵巣に及ぶ可能性はあります。これまで長年医学教育にも従事して「患者さんは皆さんの先生です。患者さんの言葉をよく聞きなさい、そこに医学の真実があります」と学生さんや若い医師たちに教えてきましたが、この患者さんの言葉にはドキッとしました。そこで文献を調べてみると世界各地から卵巣にＰＲＰを投与してよい成績を得たという報告が出始めていました。エイジングの影響を受けるのは子宮より卵巣だと教えていながら、それまで卵巣に対するＰＲＰ療法を思いつかなかった自分を恥じ、現在ＰＲＰとＰＦＣ－ＦＤの卵巣機能への応用に着手しようとしております。きっかけを作ってくださった患者さんとその言葉に感謝いたします。

中絶・流産における「搔爬法」は世界の非常識

実はこのＰＲＰ療法の臨床研究から、もう一つわかってきたことがあります。それは反復着床不全の患者さんの中には、ポリープ除去などの子宮鏡手術や、搔爬《そうは》法《ほう》による子宮内容除去手術、いわゆる中絶や流産の手術を経験している人が多いということです。

つまり、手術の侵襲《しんしゅう》（医療行為の影響）がリスクになっていると考えられます。子宮に関連した手術が、その後の妊娠成立に悪影響を与えるのであれば、影響を与えないような方法をとるべきです。これからの反復着床不全は、治療だけでなく原因となる手術などを工夫して予防に努める必要があると思います。

二〇二一年の一二月、イギリスの製薬会社が日本の厚生労働省に対して経口妊娠中絶薬の承認申請をしたことがニュースになりました。イギリスやアメリカなど海外では薬による中絶が一般的で、流産の処置にも使われていますが、日本ではいまだに掻爬法という子宮内膜を傷つける可能性がある手術をする病院や施設が多い状況にあります。

ＷＨＯでも、中絶や流産に伴う手術を行う場合は吸引法、あるいは流産を起こす内服薬の利用を推奨しています。日本の状況はかなり遅れていて、「鎖国」状態と言われかねないのが実情です。今後、日本でも中絶薬について一定の検討がなされた上で認可されるかもしれません。少なくとも掻爬法から吸引法へのシフトは喫緊の課題だと思います。

子宮にやさしいシェーバー

中絶や流産に伴う手術だけでなく、子宮内膜にできたポリープなどの除去手術の場合も同様です。

ポリープ除去の手術自体は決して難しくはありません。そのため経験の浅い医師が担当する場合も多く、電気メスで切除する際、ポリープだけでなく子宮内膜を傷つけてしまうケースが少なくないと思われます。手術で傷ついた子宮内膜は、着床期になっても十分な厚さにならない菲薄化内膜となり、難治性不妊の原因になり得ます。

ＰＲＰ療法を始めて、日本全国から子宮内膜の薄い患者さんが集まり、その菲薄化の原因が従来のポリープ治療にあり、医原性（治療のために行われた医療行為が新たな疾患を引き起こすこと）とも考えられることが明らかになるにつれ、今後のポリープ治療をどうしたものかと途方にくれました。

「渡りに船」という言葉がありますが、ちょうどそんな時にコヴィディエンジャパン社から欧米では一般的な手術道具の「TruClear™」を日本に導入するにあたり、山王病院で使ってみないかという提案を頂きました。「TruClear™」は子宮鏡の一種ですが、先端についたシェーバーを用いて子宮内膜ポリープや粘膜下筋腫（子宮内に飛び出した筋腫）を切除し、同時に先端から吸引してまるで掃除機のように回収できるという新しい手術道具です。電気メスのように焼かないため熱損傷がないこと、操作が簡単で手術を行う人の技量に左右されにくいこと、子宮内膜の機能温存を期待できることから、子宮内膜にやさしい手術法です。止血が必要な出血はまれですし、手術時間もこれまでよりも短くてすみます。しかも静脈麻酔や局所麻酔下で行うことができるため、日帰り手術も可能。患者さんの負担も軽くなるのです。ドイツのカールストルツ社も同じ原理の「ＩＢＳ®」（ビガッティシェーバー）を日本に導入してくれました。

産婦人科医として五〇年近いキャリアを持つ私にとっても、初めて使う手術道具になりますが、反復着床不全を予防し、不妊に悩む人を一人でも少なくするために率先して使用し、優れた手術道具の重要性を、声を大にして現場の医師たちに伝え、普及に努めています。

しょう。

女性の年齢が上がると多くなる染色体数異常

続いて、難治性不妊のもう一つの大きな原因である受精卵（胚）の問題の話をしましょう。

胚に原因がある場合の多くは、染色体に数的な異常が起きていると考えられます。女性の年齢が高くなると二一番染色体が三本ある「ダウン症」の子どもを出産する可能性が上がることはすでに述べましたが（五五～五六ページ参照）、こうした染色体の数的異常は、女性の年齢が高くなるとその頻度が増していきます。日本で生殖補助医療、つまり体外受精を受ける患者さんの多くは三〇代後半以降の人ですから、胚の染色体数の異常が増加してくる年代と重なってくると言えます。

私たち人の体は約三七兆個の細胞からできており、その細胞一つひとつの中に核があり、さらにその一つひとつの中に四六本の染色体があります。染色体は遺伝情報を伝える役割を持っていて、四六本の染色体の半分、つまり二三本はお父さんから、残り半分の二三本はお母さんから受け継いだものです。そのうち一～二二対については、男女ともに変わらないため「常染色体」と呼ばれています。残り二本（一対）は「性染色体」

と呼ばれ、男女の性を決定づける特別な染色体です。女性ではX染色体が二本である「XX」、男性ではX染色体とY染色体から成る「XY」となります。

この染色体の数が四六本より多かったり、少なかったりすることを「染色体の本数の変化」といいます。多いと「トリソミー」、少ないと「モノソミー」と呼んでいます。受精卵の染色体の本数に変化がある場合、出生に至る場合もありますが、多くの場合は着床しなかったり、流産になったりして、妊娠が成立・継続しません。自然流産・死産の原因の内訳を見ると、半数以上が染色体の本数の変化によるものです。

染色体の本数に変化が起きる原因としては、受精卵に起きた偶発的なものと、ご夫婦の染色体の構造変化に起因するものの二通りあると考えられています。大半は受精卵に起きた偶発的なものです。ただし、母体の年齢が高くなると体外受精をしても妊娠しない、または流産する機会が多くなるのは事実であり、これは年齢とともに卵子の染色体の本数が変化する頻度が高くなることと関連があると言えます。

晩婚化が進む昨今では、長期にわたって不妊治療に臨む夫婦や高齢出産が増加傾向にあります。その中には何度胚の移植を繰り返しても着床しなかったり、流産したりするため、大きな身体的・精神的負担を受ける人も少なくありません。その負担を軽減しつつ、妊娠成立の可能性を上げるために行われるようになったのが「着床前診断（ＰＧＴ：Preimplantation Genetic Testing）」です。着床前（Preimplantation）にゲノム検査（Genetic Testing）を行い、良好な胚を調べます。

広く知られている出生前診断が「妊娠後」に行うのに対し、着床前診断は「妊娠前」、体外受精のあと子宮に戻す前の胚の段階で行う検査です。

着床前診断のための検査は三種類あります。最も多く行われているのが「着床前胚染色体異数性検査（ＰＧＴ－Ａ：PGT for Aneuploidy）」です。これは体外で受精させた受精卵の染色体の数（染色体の本数の変化）を調べる検査です。ＰＧＴ－Ａの「Ａ」は異数性（Aneuploidy）という意味で、染色体の本数の異常を意味します。

その他に夫婦の染色体にモノソミーやトリソミーなどの構造の変化がある場合、受精卵の染色体の構造に異常がないかどうかを調べる「着床前胚染色体構造異常検査（ＰＧＴ－ＳＲ：PGT for Structural Rearrangement）」や、重篤な遺伝性疾患の体質を持つ子を出産する可能性のある夫婦の場合、受精卵の遺伝子を見てその遺伝病を持っていないかどうかを調べる「着床前単一遺伝子病検査（ＰＧＴ－Ｍ：PGT for Monogenic Disorder)」があります。受精卵を子宮に戻す前にこれらの検査を行っておけば、染色体に異常のない胚を移植することができるため、妊娠の確率を上げたり、流産を防いだりすることが期待できるのです。

ＰＧＴ－Ａのメリットと課題

これまでは、体外受精で得られた胚のうち、どの胚を移植するかは顕微鏡で見た胚の形態によって優先順位を決めてきました。ところが、図11を見ていただくと分かるように、顕微鏡で見ても、受精卵（胚）の見た目には大きな違いがありません。

ＰＧＴ－Ａを用いると、一つひとつの受精卵が「着床しない」「流産する」「一三番染色体が三本ある（13トリソミー）」「二一番染色体が三本ある（ダウン症）」「正常核型で流産リスクが極めて低い」といった具合に、高い精度で診断をすることができるようになります。

検査の結果は患者さんに報告され、その上で移植する受精卵を決めていきます。技術的には性染色体も同時に分析ができるため、海外ではＰＧＴ－Ａを「産み分け」に利用する事例もありますが、日本では産み分けは認められていないため、性染色体の分析結果はお伝えしていません。

ＰＧＴ－Ａの最大のメリットは、なんと言っても一回の移植あたりの妊娠率の向上が期待できることです。染色体の本数に変化が見られなかった受精卵を移植できるため、何度も移植を繰り返すような事態を回避し、妊娠成立までの期間を短縮することができます。これは、流産の可能性の高い受精卵の移植を避けられるということでもあるので、女性の身体的・精神的負担を減らすことにもつながります。高齢出産、難治性不妊の人が増えている今、妊娠成立の可能性を上げるＰＧＴ－Ａのニーズは年々高まってきていると感じています。

ただし、留意すべき点も多々あります。まず一つは受精卵が胚盤胞（胎盤と胎児になる部分が確認できる、より成長した胚）にならなかった場合や胚盤胞の形態が良くない場合にはＰＧＴ－Ａ検査そのものを行うことができないということです。また、検査技術には限界があるため、誤判定率は五〜一五％あると言われています。さらに解析結果

図11．着床前診断PGT－Aとは

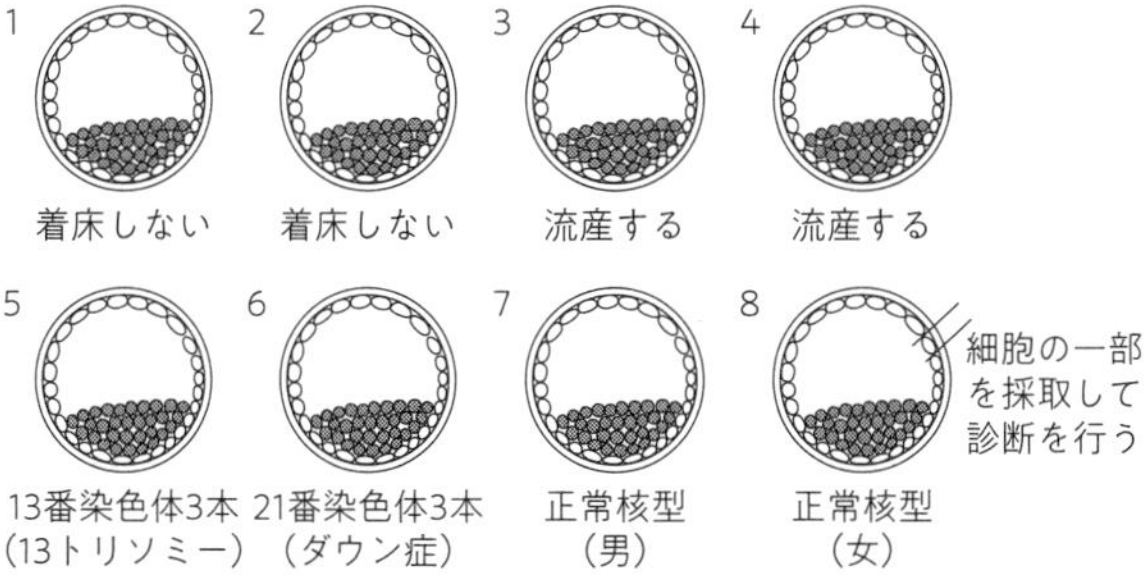

染色体の数的異常はまれではなく、卵子のエイジングでその割合は増加する。顕微鏡で胚の形態を見ても判別できないが、ＰＧＴ－Ａでは高い精度で診断できる。1から順次胚移植をした場合、7ないし8の移植まで年単位で時間がかかる上、流産や染色体異常を経験する。ＰＧＴ－Ａを実施して7か8の胚を移植すれば妊娠する確率は高く、流産のリスクは極めて低い。

に正常核型の胚がなくそれ以外の胚移植を検討しなければならない場合もあり得ます。そのほか、検査の結果、患者さん本人の染色体に問題が見つかる場合もあります。

このように、さまざまなケースがあるため、ご夫婦の期待する結果にならないこともないわけではありません。とは言え、ＰＧＴ－Ａは妊娠率の向上や流産率の低下が期待できる検査だと言えると思います。

今後も議論が必要な着床前診断

妊娠が成立し、赤ちゃんが誕生する前

に行われる「出生前診断」のことをご存知の方は多いと思います。これは超音波検査や羊水穿刺《せんし》によって赤ちゃんの発育や病気の有無などを調べる検査をし、その結果をもとに医師が行う診断のことで、着床前診断よりずっと前から行われてきました。

また、二〇二二年に入り、妊婦の血液から胎児の染色体疾患を調べる「新型出生前診断（ＮＩＰＴ：Noninvasive Prenatal Genetic Testing）」の対象が拡大されることが決まりました。これまでは「三五歳以上の妊婦」や「妊婦またはパートナーに染色体の数的異常がある場合」などに限られていましたが、適切な遺伝カウンセリングを行うなどの条件付きで「全年齢」に拡大されることになったのです。

出生前診断が妊娠中に胎児を検査・診断するのに対して、着床前診断は体外受精の技術の応用によって受精卵を対象に検査・診断を行うという違いがあります。どちらも命の選別につながるのではないか、という倫理的な議論は残っていますが、私は少なくとも着床前診断に関しては、反復着床不全や流産を防ぐための治療の一環として前向きに考えてもいいのではないかという意見です。

生殖医療の現場で不妊治療を行っている私個人としては、二〇年ほど前から着床前診断を前向きに考えるべきだと主張してきましたが、なかなか前に進まないなというのが率直な感想です。生殖補助医療に関して、日本は「鎖国」状態にある、と私が感じる理由の一つでもあります。

実は、そんな日本でも近年、変化の兆しが見えてきています。次世代シークエンサーの開発など解析法の進歩によって、海外で着床前診断による妊娠率や流産率の改善が報告されるようになってきたからです。

二〇一六年、日本産科婦人科学会の主導でＰＧＴ－Ａの有効性を調べるための予備研究が行われました。この時は八三名にＰＧＴ－Ａを実施。その結果、妊娠率は約七〇％と、検査を実施しない人の三〇％に比べて明らかに高いことがわかりました。しかし、流産率や一人当たりの妊娠成功率の改善に結びつくかどうかまではわかりませんでした。

そこで、二〇一九年一二月から、ＰＧＴ－Ａを行うことで、流産率や一人当たりの妊娠成功率が改善されるかどうかを確かめるため、参加人数を増やして本研究が始まっています。山王病院も日本産科婦人科学会から研究分担施設として認定され、参加しています。

第六章　拡張する生殖医療

世界初の体外受精児誕生から半世紀

不妊治療を含む生殖医療は、この半世紀近くの間に大きく変わりました。

その発端は一九七八年、今から四四年前にイギリスで世界初の体外受精による赤ちゃんが誕生したことです。試験管の中で精子と卵子を出会わせる研究をしていた生理学者のロバート・エドワーズと産婦人科医のパトリック・ステプトーのふたりが組んだチームによるもので、試験管の中でできた受精卵を子宮に戻したところ元気に育ち、女の赤ちゃんが誕生したのです。この子はルイーズと名付けられ、彼女の両親であるブラウン夫妻は、その後再び体外受精で妊娠・出産。次女のナタリーが生まれています。

これはまさに不妊治療に革命を起こした出来事でした。巷《ちまた》でも「試験管ベビー」と呼ばれてたいへんな話題になりましたが、私たち現場の人間にとってはもう息をのむような大事件でした。私もこのニュースを聞いた時は本当に驚きました。どんな人でも子どもをもつことができる、不妊に悩む人がいなくなる、そんな時代がもうじき来るのか、と大きな衝撃を受けました。

いまでは体外で受精卵を育てることは当たり前になっていますが、初めて思い付き、実行したエドワーズの業績は偉大で後にノーベル賞を受賞したのも当然のことです。「コロンブスの卵」という言葉がありますが、私は学生への講義などで「エドワーズの卵」と彼を讃えています。

当時、私自身も産婦人科医として子宮外妊娠で左右両方の卵管を切除することになってしまった患者さんに、「妊娠は不可能です」とつらい事実をお話ししなければなりませんでした。すでに述べたように卵管は卵子と精子の出会いの舞台で、卵管がなければ妊娠は不可能と考えられていたからです。ですが、体外受精ならば、左右の卵管がない女性でも妊娠が可能になります。今までの不妊治療における常識が常識ではなくなり、さまざまな可能性への期待が高まったことを覚えています。

私はその翌年一九七九年に卵子の研究を開始しました。エドワーズの仕事に触発されて先見性のある選択をしたのかというと実はそうでもありません。当時私が在籍していた東大産婦人科では研修医はまず臨床に専念しますが、四年目から研究も並行して行なうことになっていました。

研究テーマは何にしようか迷っていた時に、教室主任の坂元正一先生から「君は卵子のことをやったらどうだ。これからは卵子の研究が必要だよ」というアドバイスをいただきました。それから目には見えないほど小さな卵子の存在が、私の頭の中で大きくなり、先生にぜひ研究してみたいと申し上げました。様々な研究がある中、体外受精の臨床に結びつくテーマにたどり着けたのはセレンディピティと言えるのかもしれません。

坂元先生は、人を惹きつける力のある方でした。私は医学部の学生時代に坂元先生の臨床講義での、「子宮内膜症という不思議な病気がある。若い君たちの中から子宮内膜症に取り組む人がでてきて欲しい」という言葉で産婦人科医を志しました。その時は夢にも思いませんでしたが、今では子宮内膜症が私の診療の柱の一つとなっており、恩師のありがたさが身に沁みます。余談になりますが、坂元先生は上皇后美智子さまの信任が厚く長年宮内庁御用掛も務められました。私はそれを引き継ぐように雅子さまのご妊娠、ご出産の主治医を東宮職御用掛として務めさせていただきました。

累計七〇万人を突破した体外受精児

一九八三年には東北大学で日本初の体外受精が成功しました。その翌年、オーストラ

図12. 不妊治療による出生児数の変化

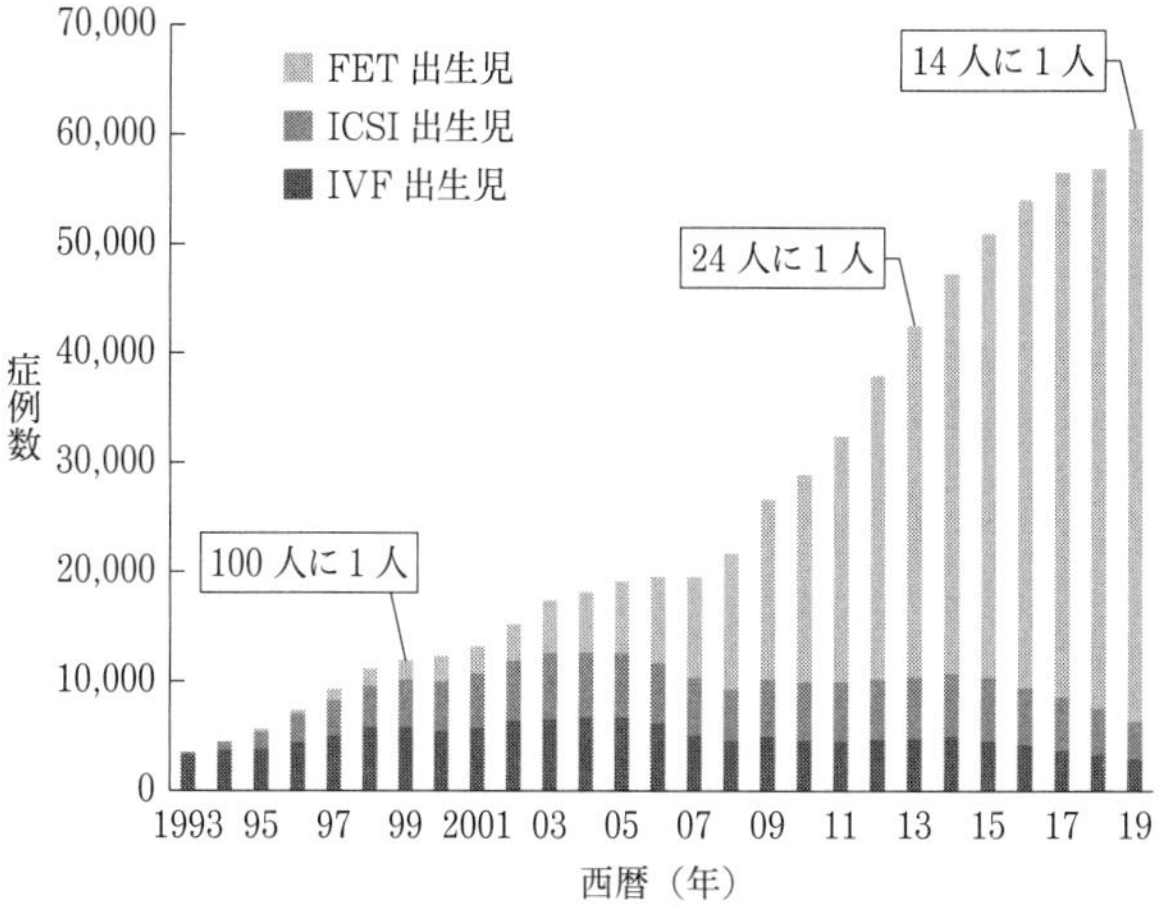

「FET 出生児」＝凍結胚移植による出生児、「ICSI 出生児」＝顕微授精による出生児、「IVF 出生児」＝体外受精による出生児を指す。
（日本産科婦人科学会 2019 年 ART データブックをもとに作成）

リアでは、凍結受精卵から育った赤ちゃんが出産されました。これも世界初の試みでした。ちなみに日本で初めて凍結受精卵を使った赤ちゃんが誕生したのは一九八九年のことです。一九八八年頃にはシンガポールで世界初の顕微授精が始まりました。生殖補助医療の研究は、日進月歩の勢いで進んできたと言えるでしょう。

二〇一九年、日本で体外受精で生まれた子どもは六万五九八人にのぼります。「はじめに」でもご紹介しましたが、この数は日本全体で生まれる子どもの一四人に一人に相当する数です。一学級が三五人のクラスであれば、二〜三人はいるということになります。日本で初めての体外受精児が誕生した一九八三年からの累計では、七一万九三一人となっています。

図12を見ると通常の体外受精（ＩＶＦ）や顕微授精（ＩＣＳＩ）に比べて、近年は凍結胚移植（ＦＥＴ）による体外受精が著しく増加していることがわかります。第四章で述べたように排卵誘発剤は体に大きな負担をかけるため、一度に複数の卵子を採取するわけですが、その際に体外受精をした後使わなかった受精卵（胚）を凍結し、後で適切なタイミングで子宮に戻すという方法です。その割合は現在では胚移植の九〇％に迫っており、体外受精では凍結胚移植が主流になったと言えます。

これまで国別に見た体外受精・顕微授精数は日本がダントツ一位でしたが（図13）、人口一四億人の中国がデータを公開するようになってからは、世界一ではなくなりました。が、人口比で考えると、データを公開している国々の中では日本が世界で一番です。

ただし、体外受精で生まれる子どもの数や生まれる子どもの割合が世界でトップクラ

図 13. 国別体外受精・顕微授精数

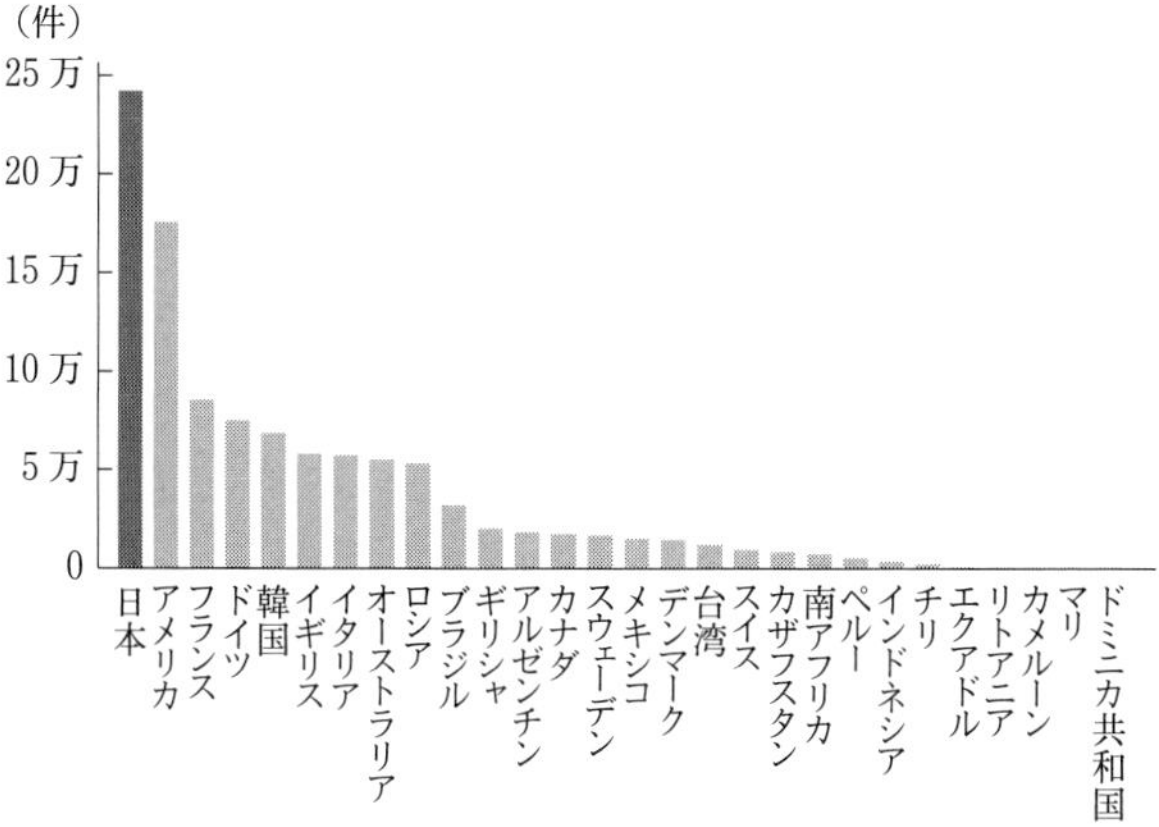

(ICMART が 2016 年に発表したリポートより 2010 年の 60 カ国・地域のデータから抜粋して作成)

図 14. 採卵 1 回あたりの国別出産率

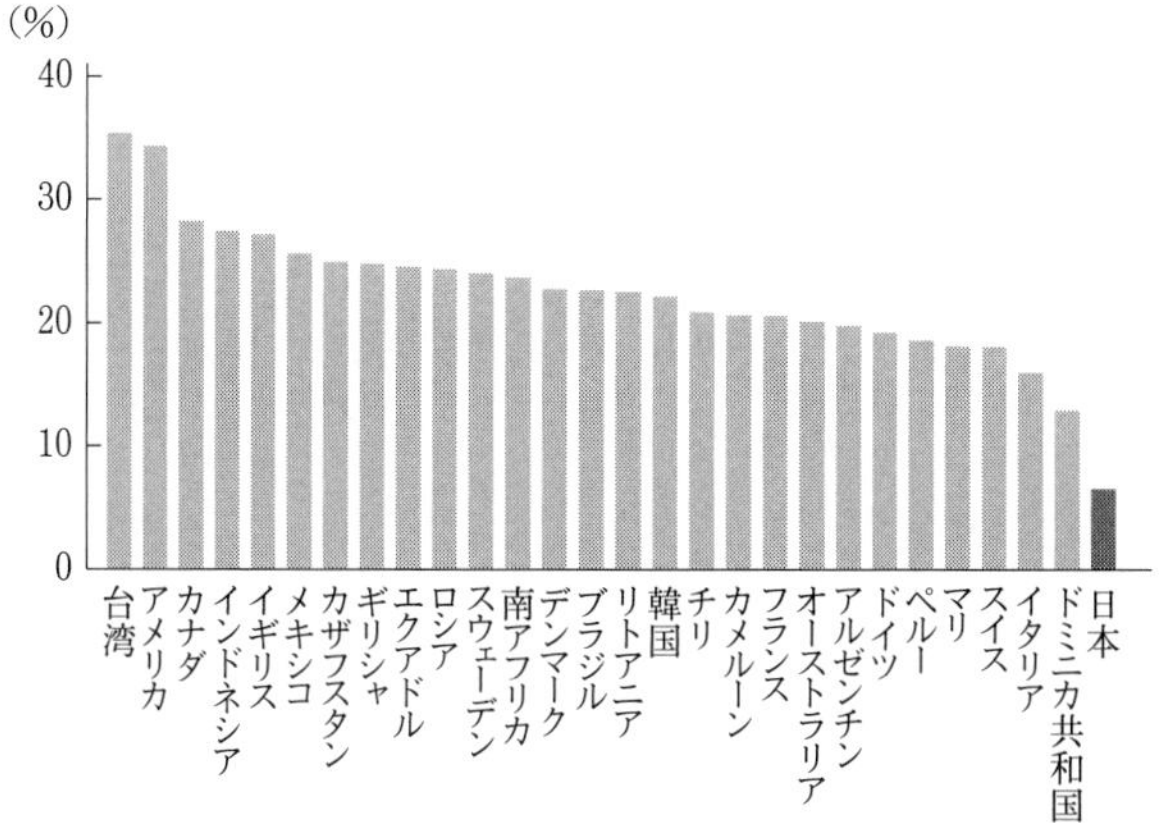

(ICMART が 2016 年に発表したリポートより 2010 年の 60 カ国・地域のデータから抜粋して作成)

スだからといって、喜んでばかりもいられません。なぜなら、治療周期あたりの妊娠率で比べると、世界で最低レベルであるという見方もできるからです。治療件数はずば抜けて多いものの、採卵一回あたりの国別出産率を見ると、統計の取り方にもよりますが、統計を公表している国の中では最低となっているのがわかります（図14）。

第一章でも述べたように、妊娠率は三五歳を過ぎると加速度的に低下し、四〇代では流産率も増加します。そのため、諸外国では不妊治療を受ける患者さんの年代を低く抑える傾向があるようです。

たとえば、海外では四〇代の患者さんは若い女性からの卵子提供での不妊治療が勧められたり、養子縁組を選択したりするケースなどがあるため、採卵一回あたりの出産率が高くなっているのです。一方、日本の不妊治療では四〇代の患者さんの割合が高く、卵子提供もほとんど行われていません。血筋を大事にする日本では実子を希望される方が多く、養子縁組がさかんではないことも、低い出産率の背景にあると見られます。

また、世界では女性の身体の負担を考え、排卵誘発剤を用いて一度に複数の卵子を採取するのがスタンダードなのに対し、日本では一部で、排卵誘発剤の使用を最小限とし、なるべく自然周期に近い形で毎月採卵することを推奨しているクリニックもあります。排卵誘発剤による卵巣過剰刺激症候群のリスク（一一六ページ参照）を下げるという考え方からそのような採卵方法を取っているようですが、そうした手法の違いが日本全体の採卵回数を押し上げ、採卵一回あたりの出産率を低くしているとも考えられています。

フェイスブックが卵子凍結を福利厚生に

卵子のエイジングは加齢とともに進むため、治療によって若返らせることはできませんが、エイジングを止めることはできます。

採卵一回あたりの出産率が低い日本で注目されているのが、卵子凍結の技術です。体外受精で受精卵（胚）を凍結し、胚の着床能をそのまま何年、何十年も保つように、未受精卵子を凍結してその機能を維持し、年を重ねて妊娠を希望したときに、その卵子を体外受精に使う選択肢を残しておこうというわけです。

これが「社会的卵子凍結」です。

アメリカ生殖医学会は、二〇一二年に「卵子凍結は試験段階から実用化段階に入った」と発表しました。

それを機に、不妊治療の技術としてではなく、二〇代〜三〇代のうちから自身の卵子を凍結し、卵子のエイジングを〝止める〟ための技術として「卵子凍結」が用いられるようになりました。

実際、アメリカでは卵子凍結は既に広く普及しており、女性社員の福利厚生として、卵子凍結費用の助成制度を導入する企業が次々に出てきました。二〇一四年に導入したフェイスブック（現・メタ社）を皮切りに、アップル、グーグル、ネットフリックスなど枚挙にいとまがありません。

フェイスブックでは、社内で活躍している若い女性社員が、妊娠・出産の時期をコントロールするために卵子を凍結保存する場合に二万ドル（約二四〇万円）まで会社が資金援助をするそうです。これらの動きは、卵子凍結をサポートして、社員のリプロダクティブヘルス／ライツを守ろうとすることで、優秀な女性社員を集め、さらに企業イメージ、企業価値を上げようとするものだと思います。アップルでは卵子凍結保存の費用負担のほか、不妊治療や子どもができなかった場合の養子縁組の費用の補助も始めているそうです。

社会的卵子凍結の是非

一方、日本ではどうでしょうか。健康な女性が凍結卵子で出産した国内初のケースは、二〇一五年。大阪に住む四四歳の女性が、あらかじめ凍結しておいた自分の卵子を使って、女児を出産したことが報告されました。千葉県浦安市が、二〇一五年から三年にわたって未受精の卵子凍結に助成を行っていたことを記憶している方もいるかもしれません。しかし、その後アメリカほど卵子凍結は普及しておらず、認知もさほど進んでいません。

日本では、がんなどの病気により若いうちに生殖機能が失われる恐れのある人の場合には、卵巣や卵子を将来の妊娠・出産に備えて凍結する「がん生殖医療」が広く認められています。加齢に限らず、悪性腫瘍の治療で放射線や抗がん剤の投与を受けることでも、卵子は減ってしまうからです。つまり「がん生殖医療」は「がん治療を最優先にすることを大前提として、がん患者さんがお子様をもつことを応援する医療」（日本がん・生殖医療学会）です。これは男性も同様で、男性の場合は精子を凍結します。これにより、がん治療が終わって回復してから、子どもを持ちたいときに体外受精を行って妊娠することが可能になったのです。先に述べた「社会的卵子凍結」に対し、こちらは「医学的卵子凍結」とも呼ばれます。

厚生労働省は二〇二一年四月から「がん生殖医療」に助成制度を採り入れ、それに続くように各自治体も動き始めました。たとえば東京都では、若年がん患者等生殖機能温存治療費助成事業という形で卵子凍結に対し助成金を出すようになっています。

ただし、いわゆる「社会的卵子凍結」については、日本の各学会の足並みは揃っていません。

日本産科婦人科学会は、健康な女性の場合の卵子凍結は、妊娠を先延ばしする手段として推奨できないとしています。しかし、日本生殖医学会は、二〇一三年に「未受精卵子および卵巣組織の凍結・保存に関するガイドライン」を作成し、加齢などの要因により性腺機能の低下をきたす可能性を懸念する場合には、インフォームド・コンセントのもと未受精卵子あるいは卵巣組織を凍結保存することができるとしています。

日本でも、すでに一部の病院やクリニックで、健康な女性の卵子凍結が行われています。それだけ仕事などの理由により、妊娠・出産を先延ばしにせざるを得ない女性が増えているということだと思います。また、パートナーがいないという事情で当面は卵子を凍結することを選択する方も多いと聞きます。

ただし、社会的卵子凍結には健康保険は適用されないため全額自己負担です。クリニックにより金額は異なりますが、採卵費に約二〇万～二五万円、凍結費に三個につき約五万円（採取できた卵子の数により変わる）、保管費に年二万～五万円がかかり、合計数十万～一〇〇万円ほどかかるケースもあるようです。それでも、「少しでも若い時の卵子をとっておきたい」という女性たちの切実な思いが、卵子凍結を選択する強い動機になっているのです。そのニーズは年々高まっているように思います。

著名人が卵子凍結という選択をしたり、女性社員の卵子凍結費用の補助制度をスタートさせた民間企業がニュースになったりすることも増えてきました。その一方で、凍結した卵子が、他者に譲渡・売買されるのではないかという危惧や、使用されることがないまま施設で眠り続けているという新たな社会問題も生まれています。

しかし現在の日本の社会が、女性たちにとって二〇代〜三〇代前半の時に、安心して妊娠・出産できる環境が整わない状態のままであるならば、女性たちのリプロダクティブヘルス／ライツを守るために、社会的卵子凍結なども今後、一定の範囲で認められていくべき時代になってきているのではないかと私は考えています。

さまざまな母・さまざまな父の存在

生殖技術の進化により卵子・精子提供あるいは代理懐胎などによる妊娠・出産が可能になったことで、現代はさまざまな母・さまざまな父が存在する時代になりました。例えば、母には「遺伝上の母」「妊娠・分娩の母」そして「子を欲し代理母と契約する母」など、さまざまな意味での母が存在することになります。生殖補助医療は、家族の概念や定義をも変えつつあるのです。

昔は、他人の卵子や精子の提供を受けることは想定されていませんでしたから、第三者が妊娠・出産にかかわった場合の父親・母親が誰になるのかは法律で規定されていませんでした。

そこで、日本において「法律上の父母」をどのように定めるかは、二〇〇〇年代から議論されてきました。しかし、第三者のかかわる生殖補助医療で生まれた子どもの親子関係をどのように位置づけるかの議論はなかなか進まず、長らく日本の生殖医療における大きな〝宿題〟となっていました。

そこからおよそ二〇年が経った二〇二〇年一二月、日本でようやく第三者からの精子や卵子の提供で生まれた子どもと親との関係を民法で特例的に定める法律（生殖補助医療法）が成立しました。この法律では、第三者からの卵子提供の場合、提供者ではなく「出産した女性」が母親であること、さらに第三者からの精子提供の場合、「提供に同意した夫」が父親であることが定められたのです。この法案の成立には、自身も卵子提供を受けて出産した経験を持つ野田聖子議員が尽力されました。

この法律によって、二〇年来の〝宿題〟にようやく一つの終止符を打ったのです。

ただし、親子関係は明確になったものの、そもそも日本国内で認められているのは精子提供のみ。卵子提供はこの法律で事実上認められることになり、ようやく議論のとば口に立ったにすぎません。卵子提供をはじめとする生殖医療の新たな問題については、のちほどまた詳しく述べたいと思います。

生殖医療が可能にした六つの親子関係

ここで、生殖医療と親子関係を一つの図にまとめてみましょう（図15）。

従来の家族の場合、右上のイラストのように父と母がいて、半分ずつ遺伝子をもらって子どもが生まれます。体外受精の場合もこの枠組みは変わりません。卵子と精子が体内で受精するか、体外で受精するかの違いです。

男性の精子に不妊の原因がある場合は、「非配偶者間精子提供（ＡＩＤ：Artificial Insemination with Donor’s semen）」による人工授精で子どもが生まれることになります（イラストＡ）。日本初のＡＩＤによる出産は一九四九年、慶應義塾大学で男性が無精子症のカップルに行われたケースです。今から七〇年以上も前のことであり、すでに日本でも精子提供は広く行われているため、一定の社会的理解が得られていると思います。

一方、日本では認められていない卵子提供には二つのパターンが考えられます。

一つは卵子・子宮ともに提供を受ける代理母（サロゲート・マザー）による出産（イ

図15. 現在の生殖技術が可能にする6つの親子関係

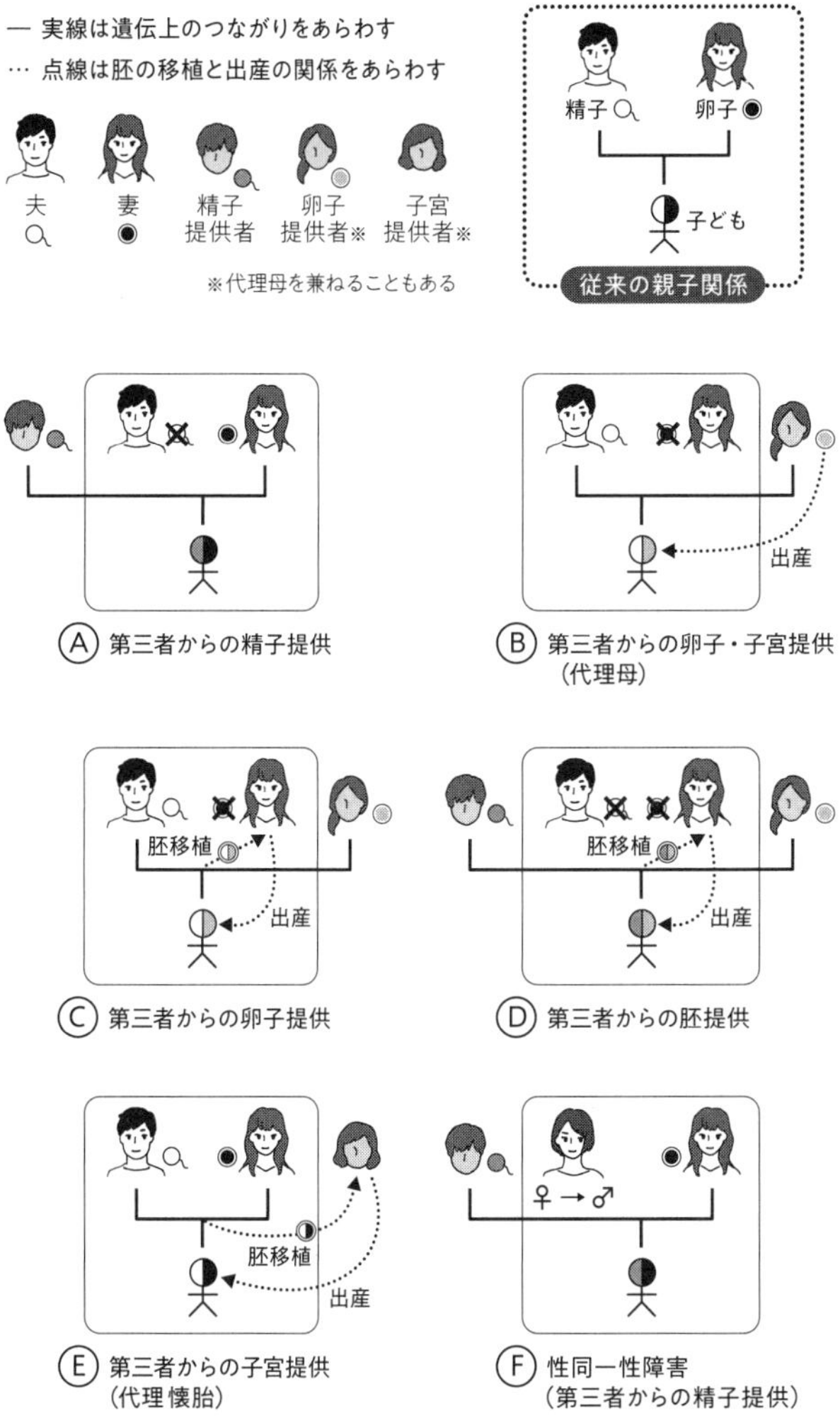

ラストB)、もう一つが、第三者から卵子を提供してもらい、体外で受精させた受精卵を妻の子宮に戻して妊娠・出産する「非配偶者間体外受精」です(イラストC)。「胚提供」を受けるケース(イラストD)は、別のカップルの体外受精で得られた受精卵のうち、いわゆる「余剰胚」の提供を受けて子どもが生まれるパターンです。この場合は父親とも母親とも遺伝的なつながりはないことになります。

日本では、こうした胚の提供を受けて出産をすることが認められていませんが、実は諸外国では決して珍しいことではなくなっています。比較的、法律が整備されているイギリスでは「余剰胚」の保存の期限は一〇年(後述の調査当時は五年)とされており、ロンドンの病院で凍結胚の保存期限が切れる夫婦に、胚をどうするかと問い合わせたところ、回答のあった七二組のうち、廃棄を希望された方が二二組(三一%)、他人への提供が二〇組(二八%)、医学研究への提供が一二組(一七%)という結果でした。この調査は二〇年以上前のものですが、国や国民の生殖医療への考え方の違いが分かるデータだと思います。

イラストEは代理懐胎を指します。ご夫婦の受精卵を使い、第三者(ホスト・マザー）の子宮を借りて妊娠・出産するケースです。

最後に、新たな家族の形の一つである、性同一性障害のカップルの場合の家族関係をご紹介しましょう（イラストF）。日本では、性同一性障害の女性が戸籍上の性別を変更し男性であることが認められると、女性と結婚することができます。二〇一三年一二月に、性同一性障害で女性から男性となった方とそのパートナーの夫婦が、第三者からの精子提供を受けて妊娠・出産した子との父子関係を認めるよう求めた裁判で、最高裁が「血縁がなくても父子関係である」という判決を出しました。それ以降、性同一性障害で第三者からの精子提供を受けて子を授かった場合でも父親であることが、社会的に認められるようになっています。女性同士のカップルの場合、第三者の精子提供によって子どもを持つことが可能になりましたが、男性同士のカップルの場合、日本では代理母や代理懐胎が認められていないため、遺伝学上の子どもを持つことはできないのが実情です。

日本での卵子提供も検討が始まった

精子提供による出産（イラストA）と、卵子提供を受けて妻が出産する場合（イラストC）の親子関係については、先ほど述べたように、二〇二〇年の生殖補助医療法の成立で「精子提供を受けることに同意した男性が父である」「産んだ女性が母である」ということが日本でも認められました。

卵子提供は現状、国内では日本産科婦人科学会により事実上禁止されていましたが、日本生殖医学会が二〇〇九年に四五歳以下の患者に対する卵子提供を認める方針を出して一定の理解を示していました。

二〇二〇年一二月、さらに大きな変化が起こりました。

生殖補助医療法が成立し、事実上、卵子提供が認められたのです。それを受けて、日本産科婦人科学会も、これまで会の指針として認めていなかった第三者からの卵子提供を受ける生殖補助医療の実施に向けて検討を始めると決めました。

妊娠・出産する際に第三者からの卵子の提供が必要な方は、手術で卵巣を切除・摘出している人や、抗がん剤や放射線、加齢などの影響で卵巣から卵子が消失している人です。さらに、女性の性染色体はＸＸですが、性染色体をＸ一本しかもたないターナー症候群や、性染色体は男性と同じＸＹでも、Ｙ染色体の中にある精巣をつくる精巣決定遺伝子が働かず、子宮、卵管、膣が作られる「ＸＹ女性」の場合は、先天的に卵子が欠損しているため、卵子提供を受けなければ出産ができません。ターナー症候群は二〇〇〇〜三〇〇〇人に一人の疾患ですから、決して珍しい病気ではありません。彼女たちが「子どもが欲しい」と希望した場合、技術的には可能でも、社会的には認められませんでした。そのため、外国で卵子提供を受けることを余儀なくされていたのです。

「はじめに」で触れましたが、二〇一七年五月七日の読売新聞に、台湾で第三者から卵子提供を受ける日本人夫婦が急増している、という記事が掲載され話題になりました。

一回目の渡航で夫の精子と卵子提供者から採取した卵子で受精卵を作って冷凍保存。二回目の渡航で妻の子宮に移植し、日本に帰国後出産する、というものです。台湾当局が認定した生殖医療機関を対象に行われたアンケート調査の結果では、二〇一四年〜一六年の三年間に卵子提供を受けた人は少なくとも一七七人。そのうち九六人が妊娠・出産したそうです（生まれた子どもは一一〇人）。この報道で、卵子提供の実態が初めて明らかになりました。これは台湾のみの事例ですから、アメリカやタイ等で卵子提供を受けている人も含めれば実際にはその数倍、数十倍はいるものとみられます。

社会的に認められず、水面下で卵子提供を模索しなければならなかったカップルにとって、卵子提供のあり方が公的に議論されるようになったことは朗報でしょう。

禁じられている代理母・代理懐胎

一方で、代理母（イラストB）、代理懐胎（イラストE）は日本では引き続き事実上禁止されています。

生殖倫理として個人や社会が認めるかという議論も必要ですし、代理懐胎の当事者の妊娠・分娩のリスクをはじめ、法律だけでなく、母性の面から子どもの親権をどうとらえるのか、胎児および出生児の異常の責任を誰がとるのかといった難題にどのように道筋をつけるのか。簡単に答えが出せるものではありません。

代理懐胎が必要な方は子宮疾患や分娩時出血のために子宮を摘出した人や、子宮内膜が薄くなるなどして子宮の機能が低下した人、さらにロキタンスキー症候群など先天的に子宮や膣を欠損している人などが挙げられます。

日本でよく知られている代理懐胎では、二〇〇三年にタレントの向井亜紀さんと元格闘家の高田延彦さんが受精卵をアメリカ在住の女性に託し、双子を出産したケースがあります。二〇〇六年に高等裁判所で代理懐胎の依頼人と子どもの「親子関係を認める」という判決が出ましたが、翌年の最高裁では「親子関係は認められない」という判決に翻《ひるがえ》りました。親子関係を認めるか否かは、一定の基準で決められるべきで、国内法が認める場合のみ親子関係を認めるべきである、というのがその理由です。最終的に、日本では親子関係が認められないため、特別養子縁組をされました。

ただし、従来ならば代理母や代理懐胎を依頼せざるを得なかった夫婦にも、「子宮移植」というもう一つの光がさしています。

二〇一四年に、スウェーデンで世界初の生体子宮移植による出産が成功したのです。三五歳のロキタンスキー症候群の女性が、二度出産経験のある六一歳の女性から子宮移植を受け、妊娠三一週で男児を出産したそうです。その後、世界では相当数の子宮移植による妊娠・出産報告がなされており、日本でも実施が検討されています。

亡くなったパートナーとの「死後生殖」

さらに世界で論点となっているのが「死後生殖」です。死後生殖とは、亡くなったパートナーの卵子や精子を使って人工授精、あるいは体外受精で妊娠・出産するというもの。

二〇一八年に、オーストラリアのクイーンズランド州で、自殺したパートナーの遺体から精子を採取して体外受精し、出産することを認める判決が出ています。二人は結婚前のカップルでしたが、女性の意思や亡くなった男性の交友関係から本人が子どもを望んでいたという証言を得たり、男性の両親が女性の意思を尊重して出産を後押ししたりしていたことなどが、死後生殖が認められるポイントとなりました。

日本では、二〇〇一年に四国に住む四〇代の女性が、亡くなった夫の凍結精子で出産しましたが、亡くなった夫の名前では出生届が受理されず、父親の名前を空欄で提出。その子どもが、遺伝上の父を法的にも父親として認めてほしいと裁判を起こしました。一度は高等裁判所で「認知を認める」という判決が出たものの、二〇〇六年に、夫の意思が確認できないことなどを理由に最高裁で判決が覆《くつがえ》っています。

他にも、たとえば「がん生殖医療」で凍結している精子がある場合、体外受精をして出産した時点で夫が生きていれば親子関係が認められますが、夫が亡くなった後、その凍結精子を用いて体外受精をする場合は「死後生殖」となり、親子関係は認められません。

死後生殖は、亡くなったパートナーの意思が直接確認できないうえ、死後生殖を希望する本人の意思がパートナーや第三者に強制されたものではないことの保証も必要です。一番の問題は、生まれてくる子ども自身が、父親がこの世にいない状態で妊娠し、生まれてきたことをどう思い、その事実を受け入れられるかでしょう。社会が死後生殖で誕生した子どもを、どう受け入れるかといった問題にも議論の余地が残ります。

国民の理解に基づいた枠組みづくりを

これまでになかった新しい技術の適用には一定のルールが必要です。生殖医療の新しい技術に関してのコンセンサスづくりに向かって、ようやく日本も重い腰を上げ始めたということでしょうか。交通ルールが車の運転をしている人だけでは決められないように、生殖医療のルールも医療従事者や患者さんだけで決められるものではないと思います。

また、アメリカで認められているものを日本でも認めるなど、他の国のルールをそのまま真似ればよいわけでもありません。生殖倫理や生命倫理は国によって異なるからです。生殖医療に対する考え方の国民性あるいは民族性を反映することも、ルールづくりには大切だと思います。なかなか結論が出ないところであるとは思いますが、日本人の倫理観を反映したルールを作るためにも、さまざまな技術についての知識を社会で共有し、議論していくべきだと思います。そのためには、生殖医療全般とその問題点に対する国民の理解が不可欠なのです。

【コラム】不妊治療の現場から3

タイで卵子提供を受けた女性の妊娠・出産

「からだは女性で子宮もありますが、卵巣は働きません。原因はあなたの染色体がXYだからです。残念ながらご自分の遺伝子を受け継いだお子さんをつくることは、現代の医学をもってしてもできません。日本では現在認められていませんが、技術的には、卵子提供を受ければ、妊娠・出産は可能です」

「自分の病気がどんなものかよく分かって良かったです。自分ももしかしたら子どもを産むことができるかもと考えただけで、生きる勇気が湧いてきました」

Aさんは当時二一歳。成人を迎えても生理がこないため、産婦人科を受診し、原発性無月経（満一八歳を迎えても初経が起こらないこと）の診断を受けました。染色体を調べてみると、XYすなわち染色体上は男性型であることがわかりました。

この場合、子宮はなく精巣（睾丸）がある「アンドロゲン不応症」と、子宮はあっても卵巣が不完全な「XY女性」とがあります。こういったケースでは、精巣や卵巣が悪性変化を起こすことも少なくなく、腹腔鏡で検査・手術をするために私のもとに紹介されて来られました。

　腹腔鏡で見てみると、子宮、卵管があり、萎縮気味の卵巣も観察できました。それをさらに腹腔鏡下手術で切除して調べましたが、精子も卵子も見当たらず、幸い悪性の所見もありませんでした。手術の後に所見をお伝えすると、Ａさんは「子宮はある」という言葉に安堵され、涙を流して喜ばれました。

　そして、術後にテレビで偶然にも、「自分で出産した子どもは、卵子提供を受けた場合も自分の子どもとして認められる」という報道を見て、将来子どもを産みたいという思いを強くしたそうです。卵子提供が認められている欧米では、Ａさんのような女性が卵子提供を受けて出産されることは決して珍しくありません。

　Ａさんにはお姉さんがいました。Ａさんは、知らない人の卵子よりも、一人の人間として尊敬できるお姉さんの卵子で子どもを産みたいと思い、一度はお姉さんから卵子提供を受けたいと考えられたそうです。お姉さんもＡさんの意思を尊重して検討されましたが、悩みに悩んだ末、残念ながらお姉さんからの卵子提供は叶いませんでした。

Ａさんはその後、タイに渡り、卵子提供を受けた上でＰＧＴ－Ａを受けて二回の胚移植で男の子と女の子、二人の子どもに恵まれました。後日、お送りいただいた手紙は、自分の子どもをもった喜びに溢《あふ》れていました。

日本でも卵子提供が検討されています。様々な意見があることは承知しておりますが、Ａさんの主治医の立場としては、一定の制約は必要としても、Ａさんのような患者さんが、卵子提供という一筋の光によって子どもを持つことができた喜びは、ともに分かちあいたいと思います。

第七章　保険適用で変わる不妊治療

体外受精も保険が使える時代に

二〇二二年四月から、人工授精、体外受精を含む不妊治療にも保険が適用されました。治療開始時に女性が四三歳未満という条件はありますが、体外受精などの不妊治療もその他の病気やケガと同じように、治療費の三割を負担するだけで誰もが受診できる時代になったのです。

これまで不妊治療は、健康保険などの公的医療保険が使える「一般不妊治療」と全額自己負担となる「特定不妊治療」に分かれていました。排卵日に合わせて性交するタイミング法や、排卵を誘発する薬の投与などの「一般不妊治療」には、公的医療保険を使うことができましたが、体外受精や顕微授精などの高度な生殖補助技術とされる「特定不妊治療」には適用することができず、患者さんたちが全額支払う自費診療として行われてきました。治療費を負担に感じて子どもを持ちたくても躊躇《ちゅうちょ》する人、諦めざるを得ない人が多かったのも事実です。

しかし、今や夫婦やカップルの五・五組に一組が不妊の検査や治療を受け、子どもの一四人に一人が生殖補助医療によって誕生する時代です。晩婚化や出産年齢の高齢化を考えると、これからも不妊治療を必要とする人はますます増えていきます。さらに少子高齢化が進む日本では、少子化も国の未来を左右する大きな問題。二〇二一年の出生数は、八四万二八九七人と過去最少を記録し、今後さらに減少する傾向にあります。

そこで、国はようやく、少子化対策の一環として、不妊治療を受ける人たちの経済的負担を減らすことを目的に、自己負担が原則三割となる公的医療保険が使える治療や医薬品を増やすことにしたのでしょう。

保険適用になって変わること

公的医療保険を使うことができるようになれば、これまで全額自己負担だった治療費のうち、患者さんが負担するのは原則三割で済みます。さらに、治療費が全額自費だったときにはかかっていた一〇%の消費税がかかっていましたが、公的医療保険が適用される治療費にはかかりません。また、自分で申請をする必要はありますが、一カ月の医療費が上限額（世帯収入によって変わる）を超える場合に超えた分が還付される「高額療養費制度」や、年間の医療費に応じて所得税などが控除される「医療費控除」を使えば、実質負担は三割以下になる場合もあるでしょう。不妊治療と言っても、必要な治療は患者さんごとに異なるので一概には言えませんが、体外受精は一回に平均五〇万円ほどかかっていたところ、保険適用で原則三割負担になるため約一五万円まで減額されます。さらに高額療養費制度を使えば、年収約三七〇万円までは約六万円、年収七七〇万円以下の場合は約八万円の自己負担で体外受精を受けられるようになるのです。

私が勤める山王病院では、これまで初診から排卵誘発、超音波エコー検査、採卵、体外受精、胚凍結そして胚移植までの一連の治療で約九七万円かかっていた治療費が、今回の保険適用を受けて約三九万円になるという試算結果が出ました。ここからさらに高額療養費制度や医療費控除を利用すればさらに自己負担を抑えられるでしょう。

ただし、すべての人、すべての医療技術や医薬品に公的医療保険が使えるわけではありません。今回、保険の適用対象になったのは、体外受精や顕微授精などの基本的治療で、これについては後ほどもう少し詳しくお話ししたいと思います。

国が統一の料金を決定

自費診療が中心だった不妊治療の料金は、これまで医療機関が独自に決めていたため、大きな価格差がありました。

二〇二〇年に、日本産科婦人科学会に登録されている不妊治療を実施している医療機関六二二施設を対象に行った調査によると、価格について有効回答の得られた八六施設で、体外受精などにかかる費用は、採卵した周期に胚移植を行う「新鮮胚移植」で一六万〜八九万円、胚を凍結し、子宮内膜の発育と受精卵の成長の時期を調整しながら胚移植を行う「凍結胚移植」で二一万〜九八万円と、施設によってかなりバラつきがありました。中央値もそれぞれ三七万〜五一万円、四三万〜五八万円と幅が見られます。これは、排卵誘発剤の使用量や、体外受精か顕微授精かなど、選択する治療法の違いによるものです。しかし、公的医療保険が使えるようになった医療技術や医薬品については、国が統一の料金を決めることになります。患者さん側からすると、料金を気にせず治療実績で医療施設を選ぶことができるようになったと言うこともできるでしょう。

気をつけたいのは、これまで体外受精一回あたり三〇万円をもらえた国の特定治療支援事業が令和三年度（〜二〇二二年三月末日）で終了したことです。これに伴い、利用者が各自治体に申請して受領していた従来の助成金制度も終了しました。そのため、これまで受けてきた不妊治療の費用が安く、この助成金制度を使ってきたため実質自己負担はなかった、という人の中には、今後負担が増える人もいるでしょう。治療が年度をまたぐ場合には特例措置を設けるなど、自治体によって対応が異なるので、利用されている方はあらかじめホームページなどで確認するようにしてください。助成金制度には所得制限を設けていた時期もありましたが、健康保険などの公的医療保険に所得制限はありません。

年齢制限と回数制限

ただし、今回の保険適用範囲の拡大には年齢と回数に条件があります。

① 四〇歳未満の女性の場合は、一子につき六回まで
② 四〇歳以上四三歳未満の女性の場合は、一子につき三回まで
（※年齢のカウントは誕生日を基準とする）

対象となるのは、特定不妊治療以外の治療法では妊娠の見込みがないか、または極めて少ない、と診断された男女。夫婦だけでなく事実婚のカップルも含まれます。女性にのみ治療開始時点での年齢に「四三歳未満」という条件がつきました。また、四〇歳未満と四〇歳以上四三歳未満で回数にも差がつけられました。ただし、この回数は一人出産した時点で一旦リセットされるため、二人目の不妊治療はまた一回目から数えることが可能です。

この年齢制限や回数制限があることに関しては、世の中にもさまざまな意見があります。日本で不妊治療を受けている女性の約半数は四〇歳以上だという現実がある一方、体外受精の成功率は年齢が上がるとどうしても下がってきます。四〇歳を過ぎると一〇%以下、四三歳を過ぎると五%以下しか出産に至らないというデータもあります。公的医療保険は保険の加入者が出しているお金が財源です。そのため費用対効果を考え、やむなく生まれた条件だと言えます。

従来の助成制度の年齢制限もほぼ同様だったことから、妥当だと考える人もいるでしょう。しかし、不妊治療の現場にいる人間としては、四三歳以上の女性もせめて一回だけでも保険適用の対象にできないかとも感じます。治療の長期化などで肉体的にも精神的にもつらい思いをしている四〇代の患者さんたちこそ、せめて経済的な負担を軽くしてあげられないものかと思ってしまいます。また、リプロダクティブヘルス／ライツという観点から考えても、やはり年齢制限が設けられたのは残念なことで、制限に該当する方、特に四三歳以上の方に説明するのはつらい思いがいたします。

「卵子凍結」による体外受精は対象外

今回の保険適用の範囲は、あくまで不妊治療が対象であり、未受精の「卵子凍結」は含まれていません。不妊症ではないけれど、卵子のエイジングを考えて「卵子凍結」をしていた女性が、のちに不妊治療で体外受精が必要になったとしても、治療開始前に凍結していた卵子を使っての体外受精には保険が適用されないため注意が必要です。保険適用となる胚移植に用いる初期胚および胚盤胞は、患者及びパートナーが不妊症と診断された上で、保険診療において採取した卵子と精子を用いたものと限定されているからです。
また、第三者が提供する卵子や精子を使った不妊治療についても適用外とされました。これに関しては、生まれた子の「出自を知る権利」の議論が国会で続いていることなどが理由です。こちらについても、ニーズが高まっていく中でどう取り扱っていくべきか。社会が問われていると言えそうです。

保険適用になった医療技術と医薬品

これまでも述べてきた通り、生殖補助医療は日々進化しています。そのため、治療法や医薬品も多種多様に存在しています。そこで、どの治療法を公的医療保険の適用対象とするかの審議は、日本生殖医学会が様々な治療法を推奨度の順にA、B、Cの三段階で評価したガイドラインをベースに行われました。今回適用対象になった治療は安全で、より多くの人に効果があると国が認めたものだということになります。

不妊治療は、一人ひとりに合わせた多様な治療であるため、必要な医療技術や回数、使用する医薬品もまちまち。厚生労働省が明らかにしたのも全体料金ではなく、細かい技術ごとの料金になっています。採卵や胚培養などは卵子や胚（受精卵）の数によって加算される仕組みになっているほか、使用する医薬品の種類によっても料金が変わってきます。そのため、最終的な合計金額にはかなり個人差が出てきます。

今回、新たに保険適用となった不妊治療に関する主な技術とその料金は以下の通りです。

※カッコ内は患者が医療機関の窓口で支払う自己負担が三割の場合の金額

■人工授精　一万八二〇〇円（自己負担＝五四六〇円）

排卵日に合わせて、子宮に細い管を入れて精子を直接注入する方法。

■抗ミュラー管ホルモン（ＡＭＨ）検査　六〇〇〇円（自己負担＝一八〇〇円）

卵巣が受精卵になり得る卵子をどれくらい排卵する能力があるかを知るために、発育過程にある初期の卵胞から分泌されるＡＭＨの数値を調べる血液検査（八九ページ参照）。

■採卵術　三万二〇〇〇円（自己負担＝九六〇〇円）

排卵誘発剤などを使い、複数の成熟した卵子を排卵日の直前に取り出す技術。経膣超音波で卵胞を観察しながら、それぞれの卵胞に注射器で細い針を刺し、卵胞液ごと卵子を吸引する。※料金は採取する卵子の個数に応じて加算。採卵術の回数制限はなし。

■体外受精　四万二〇〇〇円（自己負担＝一万二六〇〇円）

卵巣から採取した卵子と精子を体外で受精させ、受精卵を培養してから子宮内に戻す方法。

■顕微授精（一個の場合）　四万八〇〇〇円（自己負担＝一万四四〇〇円）

顕微鏡下で卵子に精子を直接注入する方法。※料金は卵子の個数に応じて加算。

■胚の培養（一個の場合）　四万五〇〇〇円（自己負担＝一万三五〇〇円）

採卵後、精子と受精した卵子＝胚（受精卵）が卵割を進めながら発育する環境を調整する技術。　※料金は胚の個数に応じて加算。

■胚の凍結保存　五万円（自己負担＝一万五〇〇〇円）

多くの胚が順調に発育した場合、次回の移植に備えて超低温の液体窒素の中で凍結し、保存する技術。料金は胚の個数に応じて加算。

■胚の移植術（新鮮胚の場合）　七万五〇〇〇円（自己負担＝二万二五〇〇円）

培養三日目の初期胚（八細胞期胚）ないし五日目か六日目の胚盤胞を、採卵した周期に移植専用のカテーテルで子宮腔内に戻す技術。

■胚の移植術（凍結胚の場合）　一二万円（自己負担＝三万六〇〇〇円）

子宮内膜の発育と融解した凍結胚の成長を同期させながら専用のカテーテルで子宮腔

内に戻す技術。

■アシステッドハッチング　一万円（自己負担＝三〇〇〇円）
移植を行う前の胚の透明帯に切れ目を入れておき、胚が子宮内膜に着床しやすいようにする技術。

■精巣内精子採取術（単純なもの）　一二万四〇〇〇円（自己負担＝三万七二〇〇円）（顕微鏡を用いたもの）　二四万六〇〇〇円（自己負担＝七万三八〇〇円）
無精子症の男性に行われる治療。麻酔をかけて精巣に小さい切開を加え、精巣の組織から直接、精子を採取する技術。

これまでもタイミング法や人工授精の一部、卵管造影、子宮鏡下手術などは保険適用になっていましたから、今回適用範囲が拡大されたことで、基本的な不妊治療（採卵→体外受精→胚移植）に必要なものは、ほとんど含まれたと言えると思います。

このほか、医薬品一六品目も、新たに公的医療保険の適用となりました。一番のキーポイントになる排卵誘発剤は二〇六ページのコラムで詳しく説明します。そのほか代表的なものには、早発排卵防止薬の「ガニレスト®」や着床環境を整える黄体ホルモン製剤の「ルテウム®」、さらに男性の性機能改善治療薬の「バイアグラ®」や「シアリス®」などです。勃起不全治療薬としてよく知られるバイアグラやシアリスですが、公的医療保険の適用となるのは、もちろん男性不妊の治療薬として使用される場合に限っての話です。

適用が見送られた技術や検査も

審議の結果、今回の決定で保険適用にならなかった治療もあります。

今回、保険適用が大いに期待されていたものの、残念ながら外れてしまったものの一つが着床前検査（ＰＧＴ）です。第五章でもご説明した通り、着床前検査の中でも着床不全や流産を繰り返す患者さんには、移植前に胚の染色体数を調べ、異常のないものを子宮に戻す「着床前胚染色体異数性検査（ＰＧＴ－Ａ）」は非常に有効だと思います。

日本生殖医学会のガイドラインでも、ＰＧＴ－Ａの推奨度は「Ｂ」評価で、保険適用に加えてはという声があがったそうです。しかし、日本産科婦人科学会が、ＰＧＴ－Ａはまだ臨床研究段階であるとの慎重な姿勢を示し、保険適用は見送られたと聞きます。

保険適用はありがたいのですが、最大の問題は、不妊治療を行う際に保険適用の対象に認定されなかった治療法を一つでも行った場合、かかるすべての費用が自費診療となってしまうことです。なぜかというと、日本では保険が適用される治療（三割負担）と、適用されない治療（自費）を同時に実施する「混合診療」は、原則認められていないためです。ＰＧＴ－Ａを実施する場合、ＰＧＴ－Ａの費用と本来なら保険適用で三割負担となる不妊治療の費用全額を支払う必要がでてきます。

ただし、救済措置がまったくないわけではありません。医療機関の申請をもとに厚労省が「先進医療」と認定した医療技術や医薬品であれば、保険が適用される治療と併用することが可能です。現在、ＰＧＴ－Ａは先進医療の申請がされており、承認が出るとは思います。しかし許可された施設では先進医療として保険診療との併用が可能になりますが、その他の施設はＰＧＴ－Ａが保険適用になるまで、自由診療として実施せざるを得ないかもしれません。

二〇二二年三月には、第五章でご紹介した、子宮内膜の着床しやすいタイミングを測る「ＥＲＡ検査（子宮内膜着床能検査）」、子宮内の細菌の感染を調べる「ＡＬＩＣＥ検査（感染性慢性子宮内膜炎検査）」、子宮内フローラの数値を測る「ＥＭＭＡ検査（子宮内膜マイクロバイオーム検査）」のほか、専用のカメラで胚を撮影して培養状態や胚の質を評価する自動撮影システム「タイムラプス」、培養液を子宮に注入して受精卵を着床しやすくする「ＳＥＥＴ法」、反復着床不全に対する投薬「タクロリムス」、ヒアルロン酸を含む培養液を用いて、成熟した精子の選別を行う「ＰＩＣＳＩ」の七つの技術が先進医療となりました。子宮内膜に対するＰＲＰ療法は申請中で結果待ちの状態です。

この厚生労働省による先進医療の認定は、一カ月に一回審査されます。

また、新たに先進医療と認定された治療法や医薬品は、基本的に三年間という期限つきになります。認定されてから三年のうちに良い治療成績が確認された場合は、保険適用の対象になるケースが多く、良い成績が確認できない場合は、先進医療の認定を取り消され、自由診療に逆戻り。何が先進医療に該当するかは、厚生労働省のホームページで公表されているため、随時情報をアップデートしておくことも必要です。

【コラム】　もっと詳しく2

体外受精において重要な排卵誘発剤

ヒトの排卵は一周期に一個が原則ですが、複数個の卵胞が発育しその中から一個だけが排卵までいくことを説明しました。体外受精成功の秘訣のひとつは排卵誘発剤を使って多数個のよい卵子を得ることです。理想は一〇から一五個といわれ、三〇個四〇個と育ててしまっては卵巣が腫れて「卵巣過剰刺激症候群」になりかねず注意が必要です。

つまり排卵誘発剤の種類や量の選択が治療の成功を左右します。すでに治療を受けられたことのある方は、ここで勉強して「そうだったのか」と理解を深めてください。この度保険適用が認められた注射剤について説明します（図16）。

「ｈＭＧ製剤」は、ヒト（human）閉経後（Menopausal）ゴナドトロピン（Gonadotropin）で、下垂体から分泌される卵胞刺激ホルモンであるＦＳＨ作用を持った薬剤です。閉経後ＦＳＨが高くなった女性の尿から作られます。尿中にはＦＳＨと構造が似て卵巣で排卵や黄体の形成を促すＬＨ（黄体化ホルモン）も含有されるため、ｈＭＧ製剤にはＦＳＨとともにＬＨが含まれ、その含有量は製剤により異なります。

「ｕ‐ＦＳＨ」は同じ尿由来ですが、精製によりＬＨ含有量を減らしたもので「ＦＳＨ製剤」とも呼ばれます。ＦＳＨが作用する際に一定レベルのＬＨが存在する必要があり、患者さんに応じてｈＭＧとｕ‐ＦＳＨを使い分けるわけです。ただし多嚢胞性卵巣症候群の患者さんなどではもともとＬＨレベルが高く、ｈＭＧにより卵巣過剰刺激症候群が起こりやすいという問題もありました。

そこに登場したのがリコンビナントＦＳＨ（ｒ‐ＦＳＨ）製剤です。リコンビナントとは、遺伝子組み換えという意味で、遺伝子組み換え技術によって一〇〇％純粋なＦＳＨ製剤を開発することに成功したのです。日本ですでに保険適用となっている「ゴナールエフ®皮下注ペン」は、ハムスター由来の細胞を使用して製造され豊富な使用実績があります。今回保険適用になった「レコベル®皮下注」はヒト細胞由来で、卵巣過剰刺激症候群等を避けより安全に使用できるよう、ＡＭＨと体重

図16. 主な排卵誘発剤

種類	販売名
hMG 製剤（尿由来）	HMG 注射用 75IU「フェリング」® ほか
hMG 製剤（尿由来）	HMG 筋注用® 75IU「F」（フジ）ほか
u-FSH（尿由来）	フォリルモン P 注® 75 ほか
u-FSH（尿由来）	uFSH 注用 150 単位「あすか」ほか
r-FSH 製剤＊	ゴナールエフ® 皮下注ペン 300 ほか
r-FSH 製剤＊	レコベル® 皮下注射 12μg ペンほか
hCG 製剤（尿由来）	hCG モチダ筋肉注射用 5 千単位ほか
hCG 製剤＊	オビドレル® 皮下注シリンジ 250μg

＊印は遺伝子組み換え

から投与量が示されるアルゴリズムが開発されています。

リコンビナントＦＳＨ製剤は、ｈＭＧ製剤に比べ、不純物が混じらず、ＬＨ成分を含まず、従来の薬剤よりも治療成績がよいという報告もあります。ｈＭＧ製剤は水洗トイレの普及等で原材料の尿が需要の増加に追いつけず、将来の薬剤供給が困難になるという問題点もあり、今後はリコンビナント製剤が主流になっていくと考えられています。

ｈＣＧ（ヒト絨毛性性腺刺激ホルモン）は卵子を成熟させ、排卵させるのに必要なＬＨと同じ作用をもつホルモンです。リコンビナントｈＣＧ製剤の「オビドレル®」も比較的最近登場しました。ｈＣＧを使用せず、卵巣過剰刺激症候群のリスクを下げると考えられるＧｎＲＨアゴニスト（スプレキュア®、ブセレキュア®）を点鼻し、自分のＬＨ分泌で排卵トリガーとする方法も用いられます。いずれの場合も三六時間過ぎると排卵するのでその直前に採卵します。

今後も不妊治療に関する薬剤は需要の高まりが予想され、最新技術の枠ともいえる新薬が次々に登場することでしょう。新たな医薬品の知識を整理し、それぞれの特性を活かしながら、治療に活用してほしいと思います。

働きながら不妊治療をする難しさ

今回の不妊治療の保険適用によって、患者さんの経済的負担を減らすことができるようになりますが、不妊治療のハードルは費用面だけではありません。

二〇二〇年の末、厚生労働省の特別研究でコロナ禍での不妊治療の実態を検討するため、私が所属する山王病院と福岡県の高木病院、京都府の田村秀子婦人科医院の三施設に通院中の患者さんを対象にアンケートを取りました。七六八件にのぼる回答から見えてきたのは、コロナ禍かどうかにかかわらず、通院するための時間を確保することの難しさや仕事との両立に対する悩み、そして精神的負担でした。

施設所在地と患者居住地をみると、同一都府県内の受診は六四％。実に三六％の患者さんが、不妊治療の受診のために都府県をまたいで通院をしているのです。不妊治療の期間や通院回数を考えれば、これは大変な負担です。

不妊期間の長さは一〜三年が三九％（二九七件）で最多でしたが、中には一〇年以上にわたる人も六％（四三件）いらっしゃいました。福岡と京都の施設では、患者さんの年齢は三五〜三九歳が最多だったのに対し、東京にある山王病院では四〇〜四五歳が最多。また、女性の職業勤務形態は三施設ともフルタイム勤務者が約六割を占めていました。不妊治療の際に負担あるいは支障を感じているものは何かという質問については、他の二つの施設では「自費診療の治療費の負担」と答える人が最多であったのに対し、山王病院では「通院のための時間的制約や仕事との両立」と答える人の割合が八〇％と、最も多かったのです。

次いで、「体外受精など自費診療の治療費の負担」が七四％、「メンタル面・精神的負担」が六二％と続きます。「治療に際する身体的苦痛」（三二％）よりも、経済的負担、精神的負担が大きいことが分かりました。

不妊治療と仕事を両立する支援制度を

全国的にも働きながら不妊治療を受ける人は増加傾向にあります。ところが、厚生労働省が行った調査（平成二九年度「不妊治療と仕事の両立に係る諸問題についての総合的調査」）によると、仕事と不妊治療の両立ができない（できなかった）人が三四・七％にのぼります。

不妊治療が始まると、どうしても女性の方が男性より時間的負担が大きくなります。この調査によれば、女性の通院日数の目安は、検査に四日以上（一回の所要時間は三〇～一二〇分）、タイミング法や人工授精などの一般不妊治療の場合は、通院が二～六日／月（通院時間は数時間）、体外受精や顕微授精などの生殖補助医療の場合は、診療時間が数時間かかる通院が四～一〇日。さらに一回あたり半日～一日程度の通院が二日あります。男性は、検査に半日〜一日、人工授精・体外受精にそれぞれ半日程度（手術をともなう場合には一日必要）ですから、女性の通院回数の多さが分かると思います。頻繁なことに加え、排卵周期に合わせることが求められるため、前もって治療のスケジュールを組むことが難しい場合もあります。

その結果、仕事を辞めたり（一六％）、雇用形態を変えたり（八％）、あるいは治療の継続を断念したり（一一％）しています。両立できない理由には「精神面で負担が大きいため」「通院回数が多いため」「体調、体力面で負担が大きいため」が上位を占めていました。

現在、不妊治療のための休暇・休職制度や不妊治療にかかわる費用の助成制度などを実施している企業は約二割にとどまります。一方、不妊治療を受けていることを「職場に一切伝えていない（伝えない予定）」と答える男女は五八％にのぼり、その理由としては「不妊治療をしていることを知られたくないから」が最も多くなっています。私の患者さんの中にも、周囲に不妊治療をしている事実を伝えていない方がたくさんいます。有給休暇が取りやすかったり、勤務の時間や場所が柔軟に調整できたりする職場は、不妊治療をしている方々にとっても望ましい「働き方」であるということを強調したいと思います。

不妊や不妊治療に関する話がもっとオープンにできるようになり、より柔軟な働き方に寛容な社会になってくれれば、と期待しています。

〝産みにくい社会〟から〝産みやすい社会〟へ

一九八六年に男女雇用機会均等法が施行されてからというもの、女性の有職率はどんどん上昇してきました。「いつでも産みたいときに産める」リプロダクティブヘルス／ライツを守るには、社会と教育、二つの課題を両輪で改善する必要があることは、先にも述べました。

近年、性教育の重要性が改めて見直されていますが、小学校高学年頃など若いうちからの性教育は、妊娠・出産に関する正しい知識を持つことにつながり、将来のさまざまな選択肢を示すという意味で非常に重要です。

また諸外国では、学校教育のみならず、企業におけるプレコンセプションケア領域の支援が注目されています。例えば産婦人科医による妊娠・出産セミナー、保健師・助産師による個別カウンセリング、生命保険会社による出産に備えたマネープランづくり、社会保険労務士による産前産後に申請できる補助金の解説、妊婦のいる家庭・妊娠を希望する家庭に対するワクチン接種などを実施し、出産を希望する従業員を支え、従業員のライフプランに寄り添うサポート体制を作ることが、企業イメージや価値を高めることにつながり、より優秀な従業員を獲得できるようにすると考えられています。

〝産みにくい社会〟から〝産みやすい社会〟へ――。女性の社会進出と、リプロダクティブヘルス/ライツを両立するには、日本はどんな社会を目指すべきなのか。妊娠・出産だけでなく、出産後に働きながら子育てをするカップルを支える制度の拡充も併せて考えなければならないでしょう。

少子化が大きな社会課題となっている今、当事者のみならず、国民みんなで考え、話し合い、子どもを〝産みやすく〟、〝育てやすい〟社会を実現していく必要があります。不妊治療の公的医療保険の適用範囲が広がった今回のニュースが、社会が変わる一つのきっかけになることを願ってやみません。

おわりに

産婦人科医になってから、多くの患者さんの妊娠・出産をサポートしてきました。これまで見てきたどの妊娠・出産も、一つとして同じものはありません。

思えば、研修医時代の一九七八年、世界初の体外受精成功のニュースに大きな衝撃と感動を覚えてから、約半世紀を産婦人科医として過ごし、大きく変貌を遂げていく生殖医療の現場を間近で見てきました。

研究者としては、アメリカのＮＩＨ（国立衛生研究所）に留学の機会をいただき、当時は未知に近かった上皮成長因子（ＥＧＦ：Epidermal Growth Factor）が生殖機能にもたらす影響の意義解明に取り組みました。最初の論文が科学者憧れの「サイエンス」誌に掲載されて研究に弾みがつき、精子や卵子の研究を中心に二年間で一六本の論文をまとめられたのは、私の財産になっています。

日本受精着床学会は一九八二年、前飯塚理八慶応大学名誉教授を発起人代表として

「受精並びに着床に関する研究を推進して、生殖学の発展に寄与し、人類の幸福に貢献する」目的で生まれ、日本における体外受精の普及や進歩に寄与してきました。私も発会式から参加し、学会に臨床医としてだけでなく、研究者としても育ててもらいました。学会の理事長を務めさせていただいた時は会員や患者さんの役に立つ学会となるべく努力し恩返ししたつもりです。

　腹腔鏡下手術との出会いも、大きな転機となりました。一九九二年に東大病院産婦人科病棟医長として腹腔鏡下手術の導入、新たな術式開発に取り組み、不妊患者さんの妊娠率向上を目指しました。保険適用前に実施し混合診療を指摘され反省もいたしましたが、早々に保険適用を頂けたのも幸いでした。日本産科婦人科内視鏡学会の理事長と同時に、アジア・パシフィック産科婦人科内視鏡学会の理事長も経験し、国内外の腹腔鏡の普及に貢献できたと自負しております。

　着床前診断や非配偶者間の生殖医療の問題点を含めて社会へ発信すべく著作活動もしてきました。一九九九年に出版した『生殖医療のすべて』（丸善ライブラリー）の発売からは二〇年以上が経過していますが、着床前診断や非配偶者間の生殖医療について、前向きな私の主張はようやく受け入れられつつあり、感慨深いものがあります。ただし、生殖医療の技術の加速度的な進歩に比べれば、生殖倫理に関する社会的な議論は熟しているとは言えず、まだまだ道半ばです。本書に込めた私の思いが、少しでも役立てば望外の幸せです。

「渡りに舟」とは困っているときにちょうど助けになる人や状況に恵まれるということわざで、本文にも触れました。難治性不妊の治療に悩んでいる時に大橋靖雄東大名誉教授のご指導とエイオンインターナショナル社のご協力で子宮内膜へのＰＲＰ療法が生まれ、卵巣への応用にはテルモ社から協力のお申し出を頂きました。生殖に限らず医学の進歩には産業界との協力も大事で、製薬業や医療機器メーカーの方々からの情報提供やご協力にこの場を借りて厚く御礼申し上げます。

体外受精を含む不妊治療に保険の適用が迫り、喜ばしいことながら、いくつかの問題を抱えていることに悶々としているとき、文藝春秋の池内真由さんから連絡をもらいました。池内さんは文藝春秋令和元年「新天皇・雅子皇后『六五人の証言』」へ私が寄稿した際、編集者としての実力を感じていた方で、私の考えていることにぴったりの企画を提案頂いたのです。まさに渡りに舟の企画で、池内さんのセンスと熱意、さらに勝木美穂さんの編集協力も頂き、短期間に完成することができました。

本書は、私のこれまでの著作の一つの集大成を目指して執筆いたしました。刊行にあたっては、多くの方にご協力をいただきました。ご自身の不妊治療の事例をご紹介くださった大黒摩季さんをはじめとする患者の皆さん、山王病院リプロダクション・婦人科内視鏡治療部門の医師である末永昭彦さん、黒澤貴子さん、久須美真紀さん、田畑知沙さん、野間桃さん、鈴木聡史さん、鍵本昌孝さん。看護師の田口友子さん、北村純子さん、原綾香さんをはじめとする看護士の皆さん。猪鼻達仁さん、藤田健太郎さんをはじめとする胚培養士の皆さん。そして、広報の山本悦子さんと秘書の西江由季子さんのご協力がなければ、本書は刊行できませんでした。この場を借りて改めて御礼を申し上げます。

皇后雅子さまの安産にあやかる

産婦人科医人生を振り返り、とりわけ忘れがたいのは、東宮職御用掛として皇后雅子さま（当時は皇太子妃殿下）の妊娠・出産を主治医としてお仕えした経験です。妊娠経過もつつがなく、最高の安産で二〇〇一年一二月一日に愛子さまを出産されました。三七歳という高齢出産でしたが、雅子さまに「お産は楽しかった」と言って頂けたのは生涯の思い出です。愛子さまは昨年、成年を迎えられましたが、今年三月に行われた堂々たる成年会見を拝見し、胸が熱くなりました。

最後になりますが、これから妊娠を希望される皆さんも、雅子さまの安産にあやかれるように、成功の秘訣を考えてみました。

第一に言えることとは「孫子の兵法」ではありませんが、よく知ることです。雅子さまには「お産と受験は勉強です」と申し上げ、妊娠や分娩の仕組みを講義させて頂きました。雅子さまは大事な点はメモを取り、お渡ししたテキストを丸暗記するくらい勉強されました。妊活される方は先に述べたように、妊娠が成り立つ仕組み、不妊の原因、治療法などをあらかじめ知っていれば前向きに楽しく取り組めます。

第二には、健康な体作りを挙げることができます。雅子さまはお散歩やエクササイズも妊娠各時期にご教示申し上げると、きっちりその通りに、例えば、散歩を三〇分と申し上げれば、ストップウォッチで計られたかのように三〇分という具合に、模範的な妊婦生活をお送りになりました。母子手帳に毎日記録をつけられていたのも大事な習慣です。妊活には妊活日記がおすすめです。

第三は、ご夫婦の協力です。陛下は雅子さまの妊婦健診に同行されました。当時妊婦健診に夫婦でという習慣はありませんでしたが、陛下が身をもってお示しくださり、今では当たり前になっています。

病院に行くのは誰しもハードルが高いもの。不妊外来は夫婦でという習慣は、これから皆さんに作っていってもらえれば望外の幸せに思います。

堤　治

参考文献

堤治『生殖医療のすべて』（丸善ライブラリー）

堤治『授かる　不妊治療と子どもをもつこと』（朝日出版社）

Dr. 堤治の世界　https://www.dr-tsutsumi.jp/（最新情報を随時更新中）

『母性看護学各論　母性看護学②』（医学書院）

国立研究開発法人　国立成育医療研究センター（プレコン・チェックシート）
https://www.ncchd.go.jp/hospital/about/section/preconception/pcc_check-list.html

厚生労働省　不妊治療に関する取組
https://www.mhlw.go.jp/stf/seisakunitsuite/bunya/kodomo/kodomo_kosodate/boshi-hoken/funin-01.html

厚生労働省　先進医療の概要について
https://www.mhlw.go.jp/stf/seisakunitsuite/bunya/kenkou_iryou/iryouhoken/sensiniryo/index.html

日本受精着床学会　会員が所属している不妊治療施設紹介

http://www.jsfi.jp/facilities/index.php

一般社団法人　日本生殖医学会　生殖医療専門医制度　認定者一覧

http://www.jsrm.or.jp/qualification/specialist_list.html

堤治（つつみ おさむ）
東京大学医学部産婦人科教授を経て、2008年から山王病院病院長、国際医療福祉大学大学院教授。2021年より山王病院名誉病院長。日本受精着床学会、日本産科婦人科内視鏡学会の理事長を歴任。不妊治療・生殖医療全般を広く行い、子宮内膜症や子宮筋腫に対する内視鏡手術の名人で多くの症例を持つ。現役産科医として分娩にも立ち会い、妊娠・出産の喜びを共有している。皇后雅子さまの愛子さまご出産に際し、東宮職御用掛として主治医を務めたことでも知られる。

文春新書

1358

妊娠《にんしん》の新《あたら》しい教《きよう》科《か》書《しよ》

2022年4月20日　第1刷発行

著　者　堤　治
発行者　大松芳男
発行所　株式会社 文藝春秋

〒102-8008　東京都千代田区紀尾井町3-23
電話（03）3265-1211（代表）

印刷所　理想社
付物印刷　大日本印刷
製本所　大口製本

定価はカバーに表示してあります。
万一、落丁・乱丁の場合は小社製作部宛お送り下さい。
送料小社負担でお取替え致します。

ISBN978-4-16-661358-8